COLLECTION / SANTÉ

Guides pratiques

La Collection Santé, dirigée par le docteur Serge Mongeau, réunit des titres traitant de divers aspects de la santé ou des moyens de la retrouver quand on l'a perdue. Ces livres sont destinés au grand public, car les auteurs croient qu'il faut cesser de se fier, pour sa santé, aux seuls spécialistes. En conséquence, cette collection devrait contribuer à la démédicalisation de la santé.

Dans la Collection Santé, la série **Guides pratiques** présente des instruments concrets pour permettre de régler soi-même divers problèmes de santé. Ces livres sont écrits dans une langue très accessible et la mise en pratique des conseils qu'ils contiennent ne peut mettre en danger la santé des usagers.

L'ANTI
GYMNASTIQUE

Données de catalogage avant publication (Canada)

Labonté, Marie Lise

   L'antigymnastique

   (Collection Santé. Guides pratiques).

   ISBN 2-89037-394-0

   1. Thérapeutique par l'exercice. 2. Esprit et corps.
I. Titre. II. Collection.

RM725.L32 1990   615.8'2   C90-096047-7

Dépôt légal :
1er trimestre 1990
Bibliothèque nationale du Québec
Bibliothèque nationale du Canada

L'ANTI
GYMNASTIQUE

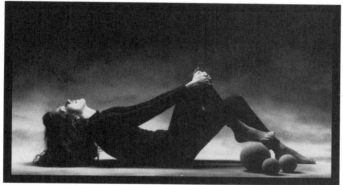

MARIE LISE LABONTÉ
EN COLLABORATION AVEC LAURENT DETILLIEUX

UNE NOUVELLE APPROCHE DU CORPS

ÉDITIONS QUÉBEC/AMÉRIQUE
425, RUE SAINT-JEAN-BAPTISTE, MONTRÉAL, QUÉBEC H2Y 2Z7 (514) 393-1450

Du même auteur

S'autoguérir, c'est possible,
Montréal, Québec/Amérique, 1986.

REMERCIEMENTS

La publication d'un livre est rarement une réalisation qui se fait dans l'isolement : collègues professionnels, amis, gens de toutes sortes, parfois à leur insu ou sans propos délibéré, contribuent, qui par son inspiration, qui par ses remarques critiques, qui par son expertise dans un domaine particulier, au contexte dans lequel le manuscrit se développe, prend sa forme, mûrit et devient finalement livre. Je tiens tout spécialement à remercier Marie-France Paquette et Claude Bouthillier qui à maintes reprises ont su aménager un coin de leur paradis, La Catalina, pour l'écriture ; Daniel Boudreau et Emmanuelle Rousseau pour leurs conseils et leur collaboration à l'illustration graphique des mouvements d'antigymnastique ; Louise Lemieux, infatigable claviste, pour sa patience et sa disponibilité lors des remaniements répétés du manuscrit ; Serge Mongeau pour avoir veillé avec sollicitude sur la conception et le développement de cet ouvrage, et Laurent Detillieux pour son soutien amical et son étroite collaboration à l'écriture. Quant à Michèle Roy et Nicole Durand, leur expertise dans les disciplines sportives et leurs conseils m'ont permis de déborder le champ strict de l'antigymnastique et de développer les liens entre elle et le sport.

À tous ceux et celles qui ont eu le courage et la persévérance de vivre une grande transformation en Approche globale du corps et anti-gymnastique, et qui transmettent maintenant leur expérience et cette méthode au grand public.

AVERTISSEMENT

Dans la vie, il y a des gens sans scrupules, des gens inconscients et des gens irresponsables. Cela dit, il se peut que certains d'entre eux tentent dexploiter ce livre à mauvais escient, après la lecture de l'ouvrage, en s'improvisant « professeurs » d'antigymnastique. Les lecteurs qui, inspirés de quelque manière par cet ouvrage, voudraient vivre pour eux-mêmes l'expérience de l'antigymnastique (comme cela a été profitable à tant d'autres) seraient bien avisés, avant de s'inscrire dans une classe ou des ateliers d'antigymnastique, de se renseigner sur la formation du professeur ou de l'animateur.

Il existe différentes écoles de formation en antigymnastique au Québec. La mienne s'appelle *Approche globale du corps et antigymnastique* (marque déposée). Elle diffère des autres dans la façon d'aborder l'individu, qui est considéré comme un tout. Pour les gens de mon école, comme la structure physique et psychologique sont indissociables, nous ne croyons pas opportun d'imposer un changement de structure physique par le travail corporel si le psychisme n'est pas prêt à suivre. Nous ne croyons pas non plus qu'il soit bon d'imposer une façon de respirer, ni une façon de placer le corps pour le mouvement, mais nous laissons au corps le soin de changer spontanément sa respiration et sa position dans le mouvement.

La Corporation des praticiens et praticiennes en Approche globale du corps (CORPPAGC) se fera un plaisir de vous renseigner et de répondre à vos questions.

TABLE DES MATIÈRES

NOTES

Il est étonnant que ce livre soit écrit au masculin, puisque la majorité des personnes qui fréquentent mes cours sont des femmes. Courageuses et magnifiques femmes qui osent et risquent cette rencontre intime avec leur corps. Cet ouvrage aurait donc pu être écrit au féminin pour témoigner de mon respect envers ces femmes qui vivent l'antigymnastique depuis des années. C'est par pur souci de simplicité que j'ai choisi de ne pas défier les usages codifiés de Monsieur Grévisse.

Vous trouverez dans la deuxième partie de ce livre des séries d'illustrations. Ces dessins sont présentés l'un à la suite de l'autre de façon à donner une vision globale du mouvement. Ils précèdent toujours le texte qui les décrit et ils portent chacun un numéro qui correspond à une étape dans le texte.

PRÉFACE

En route pour une île des Antilles, j'étais en transit à Miami, quand le douanier m'interpella : « What's that Madam ? » Mais de quoi parlait-il ? En suivant son regard, je vis qu'il fixait, comme s'il s'agissait d'une arme offensive, un grand bout de bâton recouvert de caoutchouc-mousse qui dépassait de mon bagage à main. Comme à l'intérieur il y avait aussi des balles de tennis, des balles en mousse, des petits bâtons, bref tout mon arsenal pour pratiquer mon antigymnastique en vacances, je me suis dit que j'avais intérêt à être claire et précise. Mais c'est plus simple à faire qu'à dire quand il s'agit d'anti-gymnastique.

Comment expliquer en quinze secondes à un douanier pressé et anglophone la précision et l'efficacité de cette gymnastique si douce et si violente en même temps ? Douce par sa lenteur et le bien-être qu'elle apporte, mais aussi quelquefois violente quand elle fait remonter à la surface une vieille frustration logée dans une articulation ou un muscle et que le cerveau avait occultée. Comment expliquer la belle relation qui s'établit entre le corps et le mental et la découverte que nous sommes un tout ? Comment dire le bonheur parfait d'une classe d'antigymnastique quand, dirigé par la voix du thérapeute, chaque corps respire à son rythme et expérimente le mouvement à la recherche d'un « moi » perdu de vue depuis trop longtemps et où sans honte et sans gêne les émotions se font palpables ? Comment expliquer qu'à la longue, la circulation se fait plus vive, que le corps s'apaise, se dénoue, grandit et se modifie, que l'esprit devient plus alerte ? Comment dire que cette thérapie est le plus bel outil que l'on puisse se donner, le plus beau cadeau que l'on puisse se faire et qu'il n'est pas nécessaire d'attendre d'être malade pour y accéder, car c'est aussi un merveilleux outil de croissance personnelle ?

Comment réussir tout cela quand on trouve que les mots sont pauvres et inadéquats pour en parler, surtout pour moi qui voudrais convaincre la terre entière des bienfaits de l'antigymnastique ? Mais dorénavant il y aura le livre de mon amie Marie Lise. À lire, à relire et à expérimenter. Quant à moi, je pourrai maintenant voyager en paix avec, dans mon bagage, *L'Antigymnastique, une nouvelle approche du corps.* Ce qui rassurera tous les douaniers francophones. Pour les autres, je m'en tiendrai au strict minimum et je dirai comme à Miami « It's a new kind of gym. » sans m'éloigner beaucoup de la vérité d'ailleurs, en attendant que le livre soit traduit en anglais et que je puisse leur en faire cadeau.

Merci, Marie Lise.

Andrée Boucher

AVANT-PROPOS

Après avoir fait le récit, dans un premier ouvrage, de mon processus d'autoguérison [1], il me fait plaisir maintenant de vous présenter un des outils qui ont facilité cette rencontre intime avec moi-même : l'antigymnastique.

Ceux qui ont déjà consulté mon premier livre ont pu découvrir que l'antigymnastique est une façon différente d'aborder le corps et, par le fait même, l'esprit. En écrivant un ouvrage sur l'antigymnastique, je ne veux pas réduire une méthode aussi profonde et puissante à un simple manuel d'instructions. J'ai longtemps hésité à mettre cela sur papier de peur de travestir l'antigymnastique et de manquer d'égards à ce qu'est l'individu dans toute sa globalité. Par contre, depuis que j'ai ramené l'antigymnastique au Québec, je n'ai qu'un seul but : celui de répandre cette approche et de la rendre accessible. Cet ouvrage répond à une très grande demande : des centaines de personnes, qui ont assisté aux classes — soit aux miennes, soit à celles des thérapeutes que j'ai formés — réclament un ouvrage décrivant les mouvements de base qu'ils pratiquent depuis des années. Vous trouverez dans ce livre des mouvements simples et d'autres un peu plus complexes. Toutefois, l'antigymnastique regroupant des centaines et des centaines de mouvements, ce livre n'est qu'une introduction et vous donne un avant-goût de ce que vous pourriez vivre dans une classe.

Ordinairement, les mouvements d'antigymnastique sont pratiqués en séances individuelles ou de groupe, une ou deux fois la semaine, selon les désirs de chacun et ce que leur corps peut assimiler. La séance est

---

1. *S'autoguérir, c'est possible*, Québec/Amérique, 1986, 208 pages.

conduite par une personne que certains appellent professeur, d'autres, thérapeute. Cette personne connaît les mouvements pour les avoir vécus et revécus plusieurs fois ; elle a été formée en anatomie ; elle a étudié la physiologie du mouvement et son influence sur la structure psychologique de l'individu. Avant tout, elle a vécu de façon intime tout le processus de l'antigymnastique, depuis sa simplicité extérieure jusqu'à la complexité de ses effets.

L'atmosphère en groupe ou en séance individuelle est très importante : sa qualité facilite cette rencontre intime avec vous-même. La voix, le rythme, les mots de votre guide et, encore plus, sa façon d'accueillir ce que les mouvements vous amènent à vivre intérieurement sont très importants. Ce livre ne peut donc pas servir de substitut adéquat à une classe ou à une session individuelle ; il ne peut que vous servir d'inspiration, d'invitation à une découverte nouvelle de vous-même et de guide dans l'intégration des mouvements d'antigymnastique dans votre vie quotidienne.

Attention ! l'antigymnastique n'est pas ce qui guérit, comme le croient beaucoup de gens qui m'ont vue présenter cette approche dans les différents médias. Il n'y a pas de recette miracle, il n'y a pas tel ou tel mouvement qui peut guérir un genou arthritique ou un organe atteint par le cancer. N'oubliez pas que vous êtes un tout et que les cellules de vos genoux et de votre foie fonctionnent en synchronisme avec l'ensemble de toutes les autres cellules de votre corps ; elles sont aussi le miroir de vos émotions et de vos pensées. Mais qu'est-ce qui guérit ? Je peux dire, pour l'avoir vécue et parce que je la vis encore, que la guérison vient d'une harmonie entre le corps, l'esprit et l'âme, et que cette harmonie ne peut résulter que d'une rencontre intime, que d'une prise en charge de vous-même avec les différentes parties de votre corps, avec toutes les parties de vous-même. Je vous invite au rendez-vous.

Ayant pratiqué l'antigymnastique presque tous les jours depuis douze ans, l'ayant utilisée dans mon processus d'autoguérison ainsi que pour me libérer du stress de tous les jours, m'en étant servie pour me préparer au sport et aussi pour me retrouver lorsque je m'étais légèrement perdue de vue, je peux vous assurer que la pratique de ces mouvements n'a que des bienfaits : le bien-être à la fois du corps et de l'esprit. C'est pourquoi j'ai du plaisir à vous présenter ces mouvements, à vous les faire connaître. Je souhaite que vous ayez aussi du plaisir à en vivre les bienfaits.

PREMIÈRE PARTIE

I L'ANTIGYMASTIQUE, QU'EST-CE QUE C'EST ?

Le mot le dit : anti, opposé à la gymnastique.

D'abord, les mouvements sont très différents des exercices de la gymnastique traditionnelle. Imaginez une pièce où se trouvent une dizaine de personnes. Toutes sont en tenue confortable : collants sans pieds et chandail. Le professeur porte aussi des vêtements dans lesquels il se sent à l'aise. Vous vous étendez au sol à la demande de la personne qui vous guide. Elle vous suggère de porter votre attention sur votre corps, dans la position où il est. Vous percevez chaque partie de votre corps et, pour vous aider, le professeur les énumère. Votre corps prend appui sur le sol en divers points : vous en prenez conscience. Vous découvrez que le côté droit et le côté gauche reposent différemment sur le sol ; que, peut-être, votre tête n'est pas alignée avec votre pubis, que votre épaule gauche s'appuie plus lourdement au sol que la droite, et ainsi de suite. Vous observez, vous découvrez, vous comparez les différentes parties de votre corps les unes par rapport aux autres.

Tout à votre prise de conscience, vous avez oublié votre respiration. « Jusqu'où respirez-vous ? » demande le professeur. « Respirez-vous dans le dos ? » Vous avez déjà fait abstraction du groupe dans lequel vous vous trouvez, de la salle, et même de la couleur de vos collants, car la voix du professeur vous a conduit loin, profondément à l'intérieur de vous. Un coup d'œil à votre montre, et déjà vingt minutes d'écoulées !... vingt minutes de promenade à l'intérieur de votre corps... la conscience du temps qui passe n'existe plus. Il se peut aussi que vous viviez l'inverse : les cinq minutes que dure l'exercice vous paraîtront interminables !

Cette première étape distingue déjà l'antigymnastique de la gymnastique traditionnelle : prendre contact avec son corps avant de bouger, en capter les sensations kinesthésiques, percevoir les images qu'il vous renvoie ; toutes ces perceptions nouvelles que votre cerveau enregistre et qui pourraient vous être utiles plus tard. Toutes ces perceptions qui élargissent votre champ de conscience et qui vous amènent à élaborer une relation nouvelle, différente surtout, avec le corps que vous habitez.

Jusqu'ici, la connaissance que vous avez de votre corps se résume au plaisir qu'il vous donne quand vous faites l'amour, à la douleur provoquée par les tensions ou les gestes répétitifs de la vie quotidienne, ou aux courbatures causées par la pratique d'un sport ou d'un exercice trop violent. Ces connaissances sur votre corps ne sont que superficielles, elles découlent d'un conditionnement. Vous rendez-vous compte que vous vivez avec un étranger, ou presque ?

Arrêtez-vous quelques secondes ; sentez votre corps dans la position où il se trouve ; ouvrez-vous aux perceptions qu'il vous envoie ; observez-le, non pas avec vos yeux, mais avec votre regard intérieur. Déjà, vous avez un avant-goût de l'antigymnastique.

Cette prise de conscience ne se développe pas seulement au sol lors des exercices, mais en marchant pieds nus sur le tapis. Le guide vous demande de marcher tout simplement, comme vous le faites dans la rue ou ailleurs. Le fait de vous observer marchant rend déjà la marche plus difficile. « Marchez tout simplement, dit la voix, tranquillement, observez comment vos pieds établissent la relation avec le sol, observez où et comment se pose le poids du corps sous vos pieds en marchant... » et vous comprenez soudain pourquoi le bord externe des talons de vos chaussures est toujours plus usé. « Observez maintenant la position de votre tête : a-t-elle tendance à se porter vers l'avant ou vers l'arrière ? Quelle est sa position pendant la marche ? » Cela est un peu plus difficile, mais vous pouvez quand même, au moins, remarquer que vous marchez le menton en l'air.

« Observez votre bassin en marchant ; se balance-t-il de gauche à droite, ou d'avant en arrière ? » Vous constatez avec surprise qu'il est complètement figé. D'étonnement en étonnement, vous découvrez tout ce qu'on peut observer dans la marche... et votre cerveau continue d'enregistrer ces nouvelles informations.

Cette prise de conscience, au sol ou dans la marche, précède toujours les mouvements et sert aussi, par comparaison, à prendre note des changements apportés par le travail corporel. Vous êtes invité à vous souvenir, soit entre chaque mouvement, soit à la fin de la classe, de la façon dont votre corps s'appuyait au sol avant l'exercice ou au début du cours, et vous comparez l'avant et l'après. Ce petit jeu non seulement développe l'intelligence dite musculaire, mais rappelle à votre conscience les changements corporels afin de mieux les intégrer. Cette ouverture de conscience se poursuit aussi durant les heures qui suivent le travail ; votre corps continue à changer subtilement et votre système nerveux à remarquer et à assimiler ces changements. Plus votre corps se libère de ses tensions et de ses contractures, et plus le travail est profond, plus l'effet se prolonge, parfois jusqu'à deux ou trois jours après la séance, dans un bien-être délicieux.

Contrairement aux appareils ou à la musique entraînante qu'utilise la gymnastique, les instruments de travail en antigymnastique ressemblent plus à des jouets. Dans une classe d'antigymnastique, vous trouverez des paniers remplis de balles : dures, telles que balles de tennis, molles, telles les grosses balles en mousse ou les ballons, moyens et petits. Vous y trouverez aussi des bâtons recouverts de caoutchouc-mousse, de diverses longueurs, et des petits traversins (oreillers faits de serviettes de ratine enroulées et attachées aux extrémités). C'est une salle de cours très colorée, et un enfant s'y sentirait à l'aise. L'adulte, lui, trouve cela plutôt curieux. Ces outils dérisoires se transforment dès les premiers mouvements en instruments précieux pour libérer votre musculature de ses tensions. Les balles dures aident à masser, sous l'action du mouvement, les endroits stratégiques : les muscles fessiers, le trapèze sous les épaules, sous le dos les extenseurs, sous le bassin la suture sacro-iliaque et les muscles qui s'y rattachent, sous les cuisses les ischio-jambiers et sous les mollets les jumeaux et, enfin, sous les pieds tous les muscles de la voûte plantaire.

Points stratégiques que ces muscles, car c'est là que s'installent presque toutes les tensions. Selon votre degré de tension musculaire, les balles sont ou tyranniques ou angéliques. Vous ignoriez qu'une balle de tennis pouvait se charger de tant d'émotions ? Oui, car elle a pour rôle, comme balle dure, non seulement de masser mais aussi de pénétrer les différentes couches musculaires du corps. Lorsque la première couche se libère, la balle pénètre une à une les autres. Heureusement que nous n'avons que trois couches musculaires presque partout !

Les balles-mousse, elles, servent à masser non pas le muscle mais son enveloppe, le fascia ou tissu conjonctif. Leur action est beaucoup plus subtile, plus douce, mais elle entraîne des résultats souvent plus profonds et tout aussi spectaculaires que ceux obtenus au moyen des balles plus dures.

Les bâtons massent eux aussi, mais sont utilisés sur les muscles longs du corps, justement sur toute leur longueur. Ils sont surtout employés dans le travail sur les muscles du dos, les extenseurs. Par leur longueur, les bâtons unifient dans le travail musculaire les différents segments du corps, de l'épaule à la fesse, ou de la tête au bassin. Le bâton est un des outils préférés des « fanas » de l'antigymnastique.

Terminons avec les rondins, petits oreillers souvent utilisés comme appuie-tête dans divers mouvements d'étirement. Ils servent aussi dans le massage du crâne, des vertèbres et des os du bassin. Ils sont utilisés également pour prévenir les compensations dans certains mouvements d'étirement et leur utilité en cela est très appréciée, car ils créent un sentiment de confort même si le mouvement est exigeant.

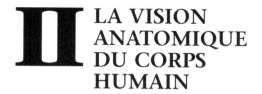

LA VISION ANATOMIQUE DU CORPS HUMAIN

La vision anatomique qui sous-tend l'antigymnastique prend ses racines, pour moi, dans deux écoles : l'école méziériste et l'école du Rolfing. Ces écoles ont été créées par deux femmes : Françoise Mézières et Ida Rolf. L'une en Europe, l'autre aux États-Unis, elles ont élaboré, après avoir étudié, manipulé et observé le corps humain pendant plus de vingt années, une nouvelle vision anatomique du corps humain. Elles ont découvert ce qui allait devenir les principes de base du mouvement adoptés en antigymnastique. Chacune de ces écoles a ses grandeurs et ses limites, et toutes deux furent très contestées par la médecine et la physiothérapie traditionnelles. Malgré les contestations et les critiques, ces approches ont fait leurs preuves et ont produit des résultats là où la médecine n'a pas réussi. Il en va de même pour l'antigymnastique.

Voici ces principes : votre corps est un tout, et ce tout est constamment en relation avec la terre et sa force d'attraction. Lorsque vous êtes debout, vous ne le ressentez pas, mais votre corps est constamment en train de se rajuster à l'attraction terrestre. Cette attraction terrestre peut être bien vécue par votre corps s'il est aligné et en équilibre. En équilibre, le corps semble être suspendu par un fil (voir la figure 1)[2] et s'il est désaligné, ce même corps semble vouloir tomber et, par le fait même, dépense une grande quantité d'énergie pour résister à cette

---

2. Ida Rolf, *Rolfing*, Harper and Row, 1978.

force d'attraction et maintenir une position d'équilibre (voir la figure 2)[3].

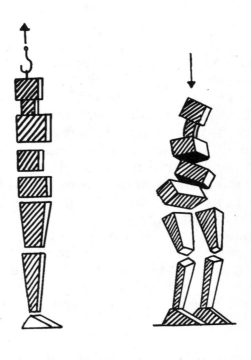

Figure 1   Figure 2

Les muscles responsables de votre équilibre dans la station debout sont tous les muscles postérieurs du corps, lesquels sont tous attachés ensemble, formant une chaîne qui court des orteils jusqu'au crâne (voir la figure 3)[4]. C'est pourquoi, lorsqu'en antigymnastique vous massez tout le dessous de vos pieds, il se pourrait que l'arrière de votre dos ou vos épaules se relâchent par

3. *Id., ibid.*

4. Ph-E. Souchard, *Méthode Mézières*, Paris, Maloine, 1979.

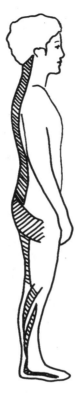

Figure 3

l'effet de la réaction en chaîne. Alors non seulement votre relation avec le sol s'améliore-t-elle, mais la station debout devient plus facile. Par contre, cette même chaîne transportera les compensations et donnera de l'amplitude à un mouvement d'étirement au détriment d'une autre section de la chaîne qui se raccourcit. Ainsi, il vous sera possible d'étirer une jambe au maximum, si le dos se raccourcit et le ventre se projette vers l'avant pour permettre l'allongement de la jambe (voir la figure 4)[5].

---

5. *Id., ibid.*

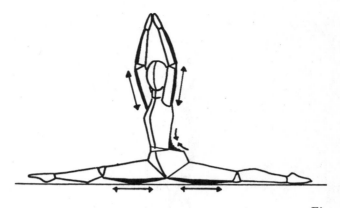

Figure 4

Voici un autre exemple de compensation : si vous vous êtes déjà blessé un orteil, souvenez-vous comment votre corps s'est organisé pour éviter de s'appuyer sur cet orteil douloureux. Il a fait beaucoup d'efforts jusqu'à ce que l'habitude soit prise, et dès le matin au saut du lit, il savait comment contorsionner tous les muscles pour éviter la douleur. Une fois l'orteil guéri, il vous a fallu « réapprendre » à marcher normalement sur les deux pieds.

Oui, votre corps est un outil merveilleux. Non seulement existe-t-il à l'arrière du corps une chaîne musculaire, dite chaîne postérieure, mais les muscles du devant du squelette, dits antérieurs, fonctionnent en relation directe et opposée au fonctionnement de la chaîne postérieure. C'est ce qu'on appelle la fonction antagoniste d'un muscle. Pourquoi cet antagonisme, ce travail « à l'opposé » ? Tout simplement (et élégamment) pour maintenir le corps en équilibre face à l'action du champ gravitationnel de la terre. Soustrait à l'action verticale de la gravité, par exemple lors d'un alitement prolongé ou d'un voyage dans l'espace en apesanteur, les muscles ont tendance à s'atrophier car, par économie d'énergie, le corps a tendance à ne plus se dépenser, dans les circonstances, pour ce dont il n'a pas besoin. Votre corps est ainsi fait : il suit rigoureusement et toujours la loi du moindre effort. Toute votre physiologie est régie par cette loi. Prenons l'exemple de se pencher pour saisir un objet. Pour que les muscles du dos et de l'arrière des jambes s'étirent et s'allongent, ceux du ventre et du devant des cuisses doivent se contracter et se raccourcir (voir la figure 5)[6]. Mais si ceux-ci sont figés, gelés dans une position toujours contractée, ils ne pourront plus répondre à leur fonction antagoniste. Et cela va nécessairement réduire l'action des muscles postérieurs et leur possibilité d'allongement. Nos muscles fonctionnent par paires, en harmonie, en synchronisme.

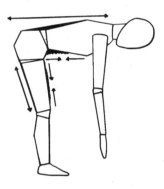

Figure 5

Quel est le rôle d'un muscle ? Un muscle doit pouvoir s'allonger ou se contracter selon le besoin et, surtout, être capable de reprendre une position de repos. Cette élasticité nécessaire lui permet de répondre au muscle antagoniste auquel il est associé. Si un muscle possède toutes ces qualités, on dit qu'il possède un bon *tonus* musculaire. Par contre, si un muscle, pour une raison quelconque, est maintenu en allongement ou en raccourcissement prolongé, il se déforme, perd de sa tonicité et n'est plus capable de revenir à sa position de repos ; il s'y installe une déformation chronique qui va nécessiter une réaction chronique de son muscle antagoniste (toujours pour maintenir l'équilibre !). C'est ce

6.   Ida Rolf, *ibid.*

phénomène de déformation permanente que l'on provoque par les disciplines axées sur le « développement » de la musculature en général ou sur le « développement » de certains groupes musculaires « privilégiés », comme la gymnastique, le culturisme et le ballet.

Dans la vision anatomique de l'antigymnastique, un muscle n'est jamais isolé ; il est toujours considéré avec son antagoniste ; de plus, cette paire est aussi considérée avec son enveloppe, le fascia ou tissu conjonctif. Vous pouvez imaginer que cette paire de muscles est enveloppée comme dans un papier d'emballage élastique, papier qui recouvre chaque muscle individuellement et par paires, et ainsi de suite. Cette fine couche d'emballage fait le lien entre les muscles du bras et de la main, entre ceux de la main, du bras, et ceux du cou, entre ceux de la main, du bras, du cou, des épaules et ceux de la cage thoracique. Cette fine couche lie les muscles des épaules à ceux de l'estomac. Parce que cet « emballage » enveloppe non seulement les muscles et les paires de muscles mais aussi les os, les organes internes, les artères et les veines, on peut vraiment dire que les genoux son reliés au coude ! Oui, au risque de faire sourire, on peut affirmer que les hanches sont reliées aux épaules, les os du bassin au crâne et à la mâchoire, les pieds aux mains, les chevilles aux poignets. Vous êtes enveloppé de partout et tout se tient. Vous n'avez pas seulement un devant, des côtés et un arrière ; vous avez aussi de la profondeur, de l'épaisseur. Vous vivez en trois dimensions. Et tout se tient.

Cela dit, si vous développez par quelque technique que ce soit une partie de votre corps plus qu'une autre, par exemple si vous décidez de renforcer les muscles de votre ventre en faisant des tractions abdominales (sit-up), vous allez les amener à se raccourcir, à se rétrécir et ils vont développer, par la répétition des mouvements, un raccourcissement permanent qui vous donnera l'illusion d'un bon tonus. Ils vont devenir durs, rigides, et leur enveloppe va aussi devenir plus dense, plus épaisse... Et vos organes internes, situés sous les abdominaux, vont en souffrir.

Ce que vous ignoriez sans doute, c'est que les abdominaux sont attachés aux os de votre bassin et aussi aux os de votre cage thoracique, et qu'ils sont, encore une fois, en relation directe avec leurs paires, les muscles profonds du bassin et les muscles profonds du bas du dos. Lorsque ces muscles du ventre se contractent de façon chronique, deviennent durs et rigides, leurs attaches, à cause de cette contraction chronique, vont tirer sur les os auxquels elles sont fixées et entraîner un déplacement chronique des os et des articulations. Les muscles du bas du dos, qui fonctionnent en antagonistes de pair avec les abdominaux, vont eux aussi se raccourcir pour s'adapter au tonus que vous avez imposé aux abdominaux.

Pour vous en convaincre, rien de mieux que d'en faire l'expérience vous-même. Allongez-vous par terre et vérifiez, en glissant votre main sous le bas du dos, la distance entre la colonne vertébrale et le sol. Maintenant, faites des tractions abdominales — faites-en huit — et vérifiez de nouveau la distance entre votre dos et le plancher. Qu'observez-vous ? Le dos est plus arqué qu'avant ! Et bientôt, si vous avez bien forcé, non seulement les abdominaux que vous avez fait travailler seront endoloris, mais aussi les antagonistes postérieurs. Les tractions abdominales (et bien d'autres exercices de gymnastique) donnent l'illusion de parvenir à une meilleure tonicité musculaire.

La vraie tonicité musculaire vient de l'intérieur ; on ne peut la cultiver superficiellement en isolant un muscle de son environnement, de l'ensemble. Le corps est un tout. La vraie tonicité découle de l'harmonie entre un muscle, son antagoniste, son enveloppe fasciale et son environnement : organes internes, vaisseaux, artères, lymphe.

Qu'arrive-t-il lorsque vous cessez de pratiquer les exercices dont le but est de « tonifier » vos muscles ? Ils redeviennent graduellement mous et flasques, car ce tonus, atteint de peine et de misère, au prix de sueurs et d'efforts, se perd parce que bâti en surface.

On pourrait imaginer le corps comme un oignon, le cœur de l'oignon étant le centre du corps. Imaginez ce centre comme un cylindre constitué de la couche musculaire la plus profonde, qui comprend tous les muscles qui relient les articulations du squelette osseux : c'est la couche intrinsèque, la couche de l'être. Ces petits muscles courts, trapus lorsque bien harmonisés et en équilibre, donnent une sensation de solidité. Le cylindre, le cœur de l'oignon, est solide, stable ; le squelette, au plus profond, se tient. Les autres muscles, les autres couches, couches du paraître, peuvent alors venir se greffer au cylindre et s'édifier autour de lui. Ce sont les muscles extrinsèques, des muscles plus longs qui harmonisent et maintiennent en équilibre les différentes couches de l'oignon autour de son cœur. Chez l'individu, ils ajoutent, à la sensation de solidité du corps, un sentiment de souplesse, d'harmonie et de grâce. C'est là la véritable tonicité. Cette vision anatomique est au cœur de l'antigymnastique.

Les mouvements d'antigymnastique, créés en fonction de et en accord avec cette vision et cette compréhension du corps, sont harmonieux, respectueux du tout, holistiques. À mesure qu'elle progresse dans la pratique des mouvements de l'antigymnastique, la personne retrouve, de façon fugace d'abord puis de manière de plus en plus durable, un sentiment de solidité du corps et de souplesse harmonieuse. Ces qualités constituent pour une large part l'assurance en soi et le bien-être, véritables buts de l'antigymnastique. Cette redécouverte du sens de propriété sur son corps, qui est à l'opposé d'un sentiment d'aliénation, est l'effet global recherché en antigymnastique. Et ce sentiment vient avec le dévelop-

pement des sens kinesthésiques et de proprioception,
c'est-à-dire avec le regain de la capacité de savoir ce qui
se passe « en dedans ». Que vous délaissiez ensuite
l'antigymnastique pour un temps, vous ne perdrez jamais cette faculté de vous sentir, et c'est elle qui vous
avertira que l'équilibre est sur le point d'être rompu et
qu'il est de nouveau temps de vous occuper de vous,
engageant ainsi votre responsabilité vis-à-vis de vous-
même et de votre bien-être.

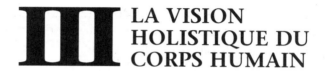

LA VISION HOLISTIQUE DU CORPS HUMAIN

Le corps est un tout, l'être humain est un tout. L'expression « un esprit sain dans un corps sain » suggère que l'esprit est indissociable du corps, et le corps indissociable de l'esprit. Le corps humain et l'esprit de l'être humain sont étroitement liés : à la structure physique correspondent une structure émotive ou psychologique et une structure spirituelle.

Faites-en l'expérience vous-même : pendant quelques jours ou une semaine, efforcez-vous de marcher le dos voûté, les épaules enfoncées, la cage thoracique affaissée et, surtout, bloquez souvent votre respiration. Ensuite, après cette expérience, vous me direz comment vous vous sentez dans votre peau ! Il y a de fortes chances que vous vous sentiez déprimé, fatigué, prêt à vous laisser abattre par les moindres difficultés de la vie. Imaginez maintenant, pendant une semaine, que vous habitez un corps souple, léger, que vous vous tenez tout naturellement droit, que votre cou et vos épaules sont dégagées et que vous respirez confortablement. Ce ne sera pas la dépression que vous ressentirez, mais plutôt l'assurance et le bien-être.

Si vous connaissez quelqu'un que vous trouvez « rigide », attardez-vous à observer son corps. Il serait étonnant que vous voyiez un corps souple, chaud et enveloppant. De même, si vous connaissez quelqu'un qui se promène dans la vie en étant souvent sur la défensive, observez son corps. Sans doute sa cage thoracique est-elle bombée comme un bouclier, les épaules lancées vers l'arrière, et ainsi de suite. Tout est inscrit dans le corps. Le corps ne ment pas. Il est le véhicule par où s'expriment nos pensées, nos émotions, notre personnalité consciente et inconsciente.

Le corps est le lieu où s'exprime l'énergie de vie, la vitalité. Qu'est-ce que la vie, sinon l'énergie en mouvement dans la cellule, le muscle, le tissu musculaire, l'organe, sinon l'émotion et la pensée ? Tout est relié : une pensée est aussi vivante qu'un orteil, une émotion est aussi vivante que l'organe qui y réagit. Corps et esprit sont indissociables. Un bon exemple de cette relation corps-esprit est la transparence d'un enfant : lorsqu'un enfant est en colère, tout son corps exprime la colère ; ses membres se durcissent, sa respiration est plus saccadée, ses yeux sont mauvais, sa bouche est tendue, sa gorge et ses cordes vocales se préparent à exprimer une parole, un son, un cri. Et lorsqu'un enfant a de la joie, son corps et tout son être l'expriment : il sautille, tape des mains, ses yeux sont brillants.

Dans l'enfance, l'expression des émotions par le mouvement est naturelle. Lorsqu'un enfant est en colère, il l'exprime, de même lorsqu'il a de la peine ou qu'il est joyeux. Par contre, l'enfant qui veut pleurer et à qui on demande de réprimer cette impulsion émotive, celui qui veut trépigner de colère à qui on suggère fortement de se montrer docile, l'enfant pris d'un fou rire et qui doit se retenir, celui qui a envie de danser, de sauter... toutes ces formes d'expression arrêtées, refoulées, sont inscrites dans nos muscles, dans nos cellules et marquent le corps de leur empreinte.

L'enfant, en grandissant, aura bien sûr à être tenu assis sur une chaise ; il aura à se soumettre aux règles de la société, de la famille, et à ces règles extérieures qu'il devra intégrer en lui ; et les mouvements spontanés, l'impulsion naturelle vont devoir être brimés. L'organisme peut le subir sans dommage permanent pourvu que l'environnement permette aussi à l'enfant de retrouver son mouvement naturel et de l'exprimer quand les circonstances s'y prêtent.

Alors peuvent coexister le mouvement naturel qui a sa place dans tout être vivant et le mouvement structuré qui permet de vivre avec harmonie dans le milieu familial et social. L'individu et son corps peuvent s'adapter pour fonctionner en accord avec le milieu. Il ne faut toutefois pas perdre de vue l'équilibre, qui est d'une importance capitale. Autant un organisme vivant peut s'adapter à des contraintes, à une structure imposée de l'extérieur ou de l'intérieur, autant doit-il ne jamais oublier son mouvement interne propre ; il doit avoir la possibilité de maintenir et de vivre sa spontanéité.

Hélas, l'expression de la colère est souvent réprimée dans le contexte familial, car « il n'est pas correct de montrer sa colère » ; les pleurs doivent être retenus car « il n'est pas beau de pleurer ». Si la poussée venant de l'intérieur vers l'extérieur est arrêtée, cette énergie, au lieu de sortir, va retourner vers l'intérieur et se figer dans les cellules, les muscles, les organes internes. Le mouvement naturel est retourné sur lui-même, l'esprit enregistre « il n'est pas permis de vivre sa colère » et cette colère se fige dans les muscles des bras — si ce sont les bras qui voulaient frapper — ou des jambes — si elles voulaient trépigner dans cette expression spontanée de colère. Si cela est répété constamment, l'enfant apprend et forge sa personnalité autour de ces interdits et de ces jugements, et son corps incarne ces retenues et ces interdits. L'enfant grandit et oublie qu'il fut obligé jadis de retenir sa colère, ou qu'il n'est pas beau de pleurer. L'individu développe une personnalité où l'expression de la colère n'a pas sa place ; il offre au monde l'image de quelqu'un de très doux et de tellement gentil ! Vingt années plus tard, cette personne risque de se retrouver avec des symptômes, des tensions, des douleurs chroniques, des problèmes articulaires, des troubles digestifs, etc. Elle ira consulter un médecin qui lui fera passer des tests et la traitera avec des médicaments. Lorsque le corps envoie des signaux, la plupart des gens sont effrayés par ces signaux et veulent rapidement s'en défaire ; ils réagissent en allant immédiatement consulter un médecin. Malheureusement, le symptôme sera traité... mais la cause ?

Si cette personne se retrouve dans une classe d'antigymnastique, à travers le vécu du mouvement son corps commencera à se libérer de sa cuirasse « n'exprime pas ta colère ». Les mouvements du cou, du trapèze, du dos, finalement tous les mouvements qui visent à libérer la cage thoracique, lui seront à la fois agréables et pénibles : la personne se mettra à ressentir des sensations jamais vécues auparavant et, au fur et à mesure que sa respiration et la musculature de la colère se libéreront, elle ne sera plus capable de maintenir sa personnalité de « bonne » et de « gentille » et commencera à s'affirmer davantage et à exprimer sa colère. Son corps, à travers le dégagement de son énergie de vie par les mouvements, recherchera un équilibre et demandera à l'esprit de rétablir son harmonie psychique. La personne ne travaillera plus avec les symptômes mais plutôt avec la cause de ses « mal-aises ». Cette cause est enregistrée dans la mémoire musculaire.

Le mouvement d'énergie retournée vers l'intérieur et depuis si longtemps bloquée par les interdits extérieurs intériorisés peut se dégager d'une manière à laquelle la personne n'est pas toujours préparée. Par exemple, j'observe souvent que la douleur physique ou le mal-aise physique disparaît pour faire place à la douleur émotionnelle, qui est ici la colère refoulée. L'individu, de cours en cours, se met à exprimer une colère ancienne qui n'a aucun rapport avec son vécu actuel, au grand désarroi des gens qui l'entourent et à son propre désarroi ; les gens disent : « Nous ne le reconnaissons plus, lui si gentil, si doux », et l'individu se rend compte qu'il n'avait jamais osé exprimer ce qu'il pensait vraiment ni exprimer sa colère ou sa frustration ; avant, il ne montrait que fausse soumission. Lorsque le corps se met à s'exprimer et à retrouver son mouvement d'énergie de vie, l'esprit ne peut faire autrement que de suivre et d'harmoniser de nouveau les différents aspects de son être.

Voici comment l'antigymnastique tient compte de cette complexité qui surgit dès qu'on jette un regard d'ensemble sur l'être humain, autrement dit, dès qu'on choisit une vision holistique du corps. Le mouvement, en antigymnastique, est à la fois structuré et non structuré ; structuré dans le sens qu'il est modelé selon les lois d'une vision anatomique, et non structuré car l'individu reçoit la consigne seulement, et le corps cherche à y répondre. Il n'y a personne à imiter, ni personne qui vient « placer » le corps. Cela soulève dans les classes des frustrations, car étant si habitué à être encadré, l'individu recherche la règle, ce qui est très sécurisant, et lorsqu'on lui demande de ne plus utiliser cette règle, ou lorsque le corps découvre d'autres façons de bouger, c'est l'insécurité, le désarroi, l'impatience et souvent la confusion : « je ne sais pas comment faire le mouvement ». Il n'y a pas de « comment FAIRE le mouvement », il n'y a que le mouvement : ressentez-le, laissez votre corps chercher le mouvement, laissez-le vivre le mouvement, devenez ce mouvement. Dans une classe d'antigymnastique, l'intellectualisation du mouvement n'a pas sa place ; au contraire, ce qui a droit de cité c'est le silence, ou encore l'expression spontanée d'un son, d'un grognement, l'écoute du corps, le senti, un sourire, quelques larmes s'il y a lieu, et la voix du guide qui répète la consigne et enveloppe de sa chaleur le vécu des corps. Ainsi il n'est point besoin d'être compétent, adéquat, bon, mauvais, souple ou « déjà en forme ». Chaque individu est unique et chaque rencontre intime avec son corps est aussi unique.

Travailler son corps, rencontrer son corps à travers les mouvements, à travers sa musculature et son enveloppe, à travers les chemins d'énergie vitale (les méridiens), c'est se rencontrer. C'est rencontrer des parties cachées de vous, enfouies et ensevelies sous des couches de tensions musculaires ou encore sous des structures psychocorporelles appelées cuirasses. Dialoguer avec les différentes parties de son corps, c'est dialoguer avec ces différentes parties de soi qui s'expriment par la douleur d'une épaule, d'un genou ou d'une hanche. Les diverses expressions du corps, allant du mal-aise à la maladie grave, sont des signaux, des messages envoyés par l'inconscient de l'individu pour se faire entendre. Ces mal-aises, ces douleurs, ces douleurs chroniques sont des symptômes, des signes qu'il y a déséquilibre à la fois physique, physiologique, psychologique et, par le fait même, énergétique ; le symptôme n'est pas une fin mais au contraire le début d'un cheminement de conscience.

DEUXIÈME
PARTIE

INTRODUCTION — LES MOUVEMENTS

Pour les fins de ce livre, j'ai classé les mouvements d'antigymnastique en trois catégories : les mouvements d'ouverture, les mouvements d'étirement et les mouvements d'unification ; cette classification est arbitraire.

Les outils à utiliser pour ces mouvements sont des balles de tennis, des balles de caoutchouc de la grosseur d'une balle de tennis, des bâtons de bois d'environ 4 cm de diamètre recouverts de caoutchouc-mousse comme les gaines isolantes pour la plomberie, des balles-mousse de la grosseur d'un pamplemousse (appelées petites balles-mousse dans le texte) et de la grosseur d'un melon (appelées grosses balles-mousse dans le texte), des traversins en écaille de sarrasin ou faits d'une serviette en ratine roulée et attachée par des élastiques et recouverte de tissu.

I LES MOUVEMENTS D'OUVERTURE

Les mouvements d'ouverture se font à l'aide de balles de tennis, du bâton, de balles-mousse ou de super balles. Ces mouvements ont pour but de masser les différentes couches musculaires pour aider les muscles à retrouver leur tonicité, à se dégager de leur cuirasse musculaire et ainsi créer une ouverture. Les mouvements d'ouverture *précèdent* toujours les mouvements d'étirement.

Les mouvements d'ouverture sont habituellement vécus de façon agréable, même si quelquefois ils peuvent créer des sensations étranges pour quelqu'un qui n'y est pas habitué : tremblements, sensation de chaleur ou de froid, fatigue, lourdeur du membre... Il ne faut pas avoir peur de ces sensations ; au contraire, elles sont un signe que votre corps s'éveille, que les régions musculaires figées s'ouvrent à l'énergie de vie, que votre corps vous tient un langage différent ; écoutez ces sensations, laissez-les agir et laissez votre corps respirer. Il est recommandé de se réserver des temps d'arrêt et de faire le mouvement en plusieurs étapes, en respirant à son rythme. Lorsque le mouvement est terminé, reposez le membre au sol et laissez libre cours aux sensations kinesthésiques, visuelles ou auditives.

Un mouvement d'ouverture implique un abandon de la part du participant. La respiration non forcée, l'aisance, la liberté, le relâchement, le recueillement, sont les qualités des mouvements d'ouverture.

Comment « aborder » la respiration ?

Avant d'aller plus loin, parlons un peu de la respiration car plus vous avancez dans l'ouverture, plus la respiration devient importante. La respiration ne peut être enseignée ni induite, ni ne doit-on tenter de la forcer chez un individu ; elle ne peut qu'être découverte par la personne elle-même à travers le vécu des mouvements, de façon spontanée et non structurée. Vous n'apprenez pas à respirer. Vous découvrez la respiration. Vous n'entraînez pas votre corps à respirer de telle ou telle façon. Vous le laissez respirer.

La façon dont vous respirez, que ce soit du ventre, de l'abdomen ou uniquement de la cage thoracique, ou encore que vous preniez beaucoup d'air et en expulsiez peu, ou l'inverse, toutes ces façons de respirer sont associées inconsciemment à des schèmes émotifs et mentaux bâtis à l'intérieur de vous depuis longtemps. Pour des raisons physiques ou psychiques (ou les deux), vous avez développé une façon de respirer et cela, inconsciemment. Cette structure respiratoire doit se dissoudre avant de passer à une nouvelle façon de respirer. Votre corps doit petit à petit apprendre par lui-même à retrouver une respiration libre, totale et ouverte, et ainsi permettre aux schèmes émotifs et mentaux qui lui sont associés de se transformer à leur rythme. L'écologie de la personne est ainsi respectée. Imposer une nouvelle façon de respirer à quelqu'un, c'est mettre une structure par-dessus une autre structure, une cuirasse par-dessus une autre cuirasse : le corps et l'esprit se retrouvent ainsi doublement cuirassés. L'individu se retrouve très éloigné de lui-même.

La respiration thoracique est libérée lorsque le diaphragme (muscle situé sous les côtes et prenant ses insertions d'origine sur la 12e vertèbre dorsale et les 1re et 2e vertèbres lombaires) est dégagé de ses tensions et mémoires anciennes. Cette respiration thoracique est toutefois dépendante du dégagement de deux autres régions du corps, la région du bassin et celle du crâne. La région du bassin est libérée lorsque le périnée (muscle situé entre le coccyx et le pubis) est dégagé de ses tensions ; ce muscle agit comme un diaphragme pour le bassin. La région du crâne, à son tour, est libérée lorsque la membrane recouvrant le cervelet est dégagée de ses tensions.

Les mouvements d'ouverture ont pour but d'aider l'individu et son corps à retrouver sa propre respiration en dégageant les muscles et le tissu conjonctif. Il n'y a pas à respirer de telle ou telle façon pour que le mouvement soit efficace ; il faut simplement laisser le corps respirer.

Maintenant étendez-vous au sol, prenez une profonde inspiration et expirez. Observez où votre corps respire et où il ne respire pas. Recommencez quelques fois. Votre bas-ventre se gonfle-t-il à l'inspiration ? Votre abdomen (région située entre le nombril et la cage thoracique) se gonfle-t-il à l'inspiration ? Votre cage thoracique se gonfle-t-elle à l'inspiration ?

Est-ce que les trois régions se gonflent une à la suite de l'autre, comme une vague qui part du pubis et monte tranquillement jusqu'au crâne ? (Voir la figure 6.)

Observez. Ne jugez pas ce que vous voyez. Observez en toute simplicité.

Il se peut que ce soit le ventre qui se gonfle (voir la figure 7), ou la cage thoracique (voir la figure 8), ou seulement l'abdomen, ou encore le ventre qui se gonfle et se dégonfle pour permettre à l'abdomen et à la cage de se gonfler (voir la figure 8).

Étudiez une dernière fois votre respiration en vous aidant de vos mains, une sur le ventre ou l'abdomen, l'autre sur la cage thoracique.

Maintenant expirez en profondeur et regardez comment vous expulsez l'air.

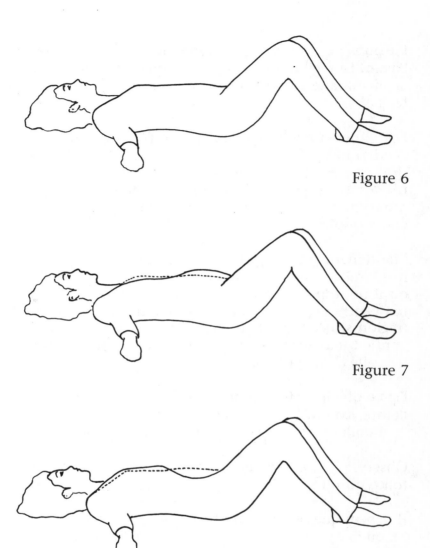

Figure 6

Figure 7

Figure 8

Est-ce que votre cage thoracique s'affaisse ? Est-ce que votre abdomen se renfonce ? Est-ce que votre ventre se rétracte dans la cuvette du bassin ? (Voir la figure 9.) Est-ce que vous n'abaissez que le ventre tout en gardant la cage soulevée ? (Voir la figure 10.) Ou l'inverse, c'est-à-dire que vous affaissez la cage thoracique, le ventre restant gonflé ? (Voir la figure 11.) Est-ce que

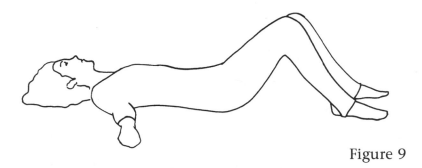

Figure 9

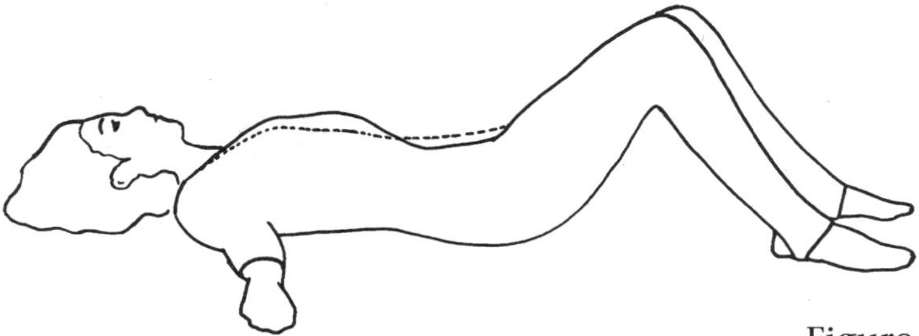

Figure 10

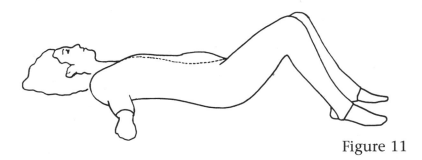

Figure 11

votre cage thoracique s'affaisse doucement, puis l'abdomen, puis le ventre, tel le reflux d'une vague qui va se frapper contre le rocher de votre pubis ? (Voir la figure 9).

Observez. Maintenant oubliez tout et laissez votre corps redécouvrir sa propre respiration.

Comment « aborder » la douleur ?

La douleur ressentie dans les mouvements d'ouverture peut être de deux ordres. Il y a d'abord la douleur exercée par la pression de la balle dure sur le muscle. Ceci est un signe que le muscle est très contracté et qu'il a besoin d'être massé. Si cette douleur persiste, changez de balle et utilisez les balles de caoutchouc ou les balles-mousse qui vont masser le fascia, c'est-à-dire l'enveloppe musculaire, plutôt que le muscle lui-même et, plus tard, vous pourrez utiliser les balles dures.

L'autre type de douleur est celle qui est suscitée par le mouvement lui-même. Cette douleur peut être « apprivoisée ». Vous avez le choix soit d'arrêter le mouvement dès que vous sentez une douleur, soit de poursuivre le mouvement lentement en « accueillant » cette partie de votre corps qui souffre.

La douleur peut vous surprendre. Il s'agit d'accueillir cette douleur, de vous dire « Oui, c'est vrai, j'ai mal » et, tout en poursuivant lentement le mouvement et en respirant, de laisser cette douleur vous parler soit en mots, soit en images. Laissez-lui le temps de vous dire ou de vous faire voir son contenu. Respirez et laissez circuler ces images, ces mots. Donner libre cours à cette douleur, c'est l'apprivoiser. Lorsque vous jugez que vous en avez assez, cessez le mouvement et le lendemain vous pouvez le reprendre, et ainsi de suite, jusqu'à ce que la douleur se dissipe. Cela fonctionne. C'est ainsi que, dans mon cheminement personnel d'autoguérison, j'ai abordé mes plus grosses douleurs arthritiques.

Le comportement à éviter est celui-ci : vous commencez un mouvement d'ouverture, vous avez mal et vous vous fâchez contre le mouvement ou contre cette partie de votre corps qui vous fait mal ; vous vous mettez en colère, vous vous mettez à faire le mouvement brusquement, avec acharnement. La douleur augmente et vous

vous jugez : « Ce mouvement si ridicule me procure tant de douleurs. » Vous enlevez la balle et peut-être désirez-vous la lancer à bout de bras. C'est une réaction intéressante, certes, mais vous n'avez toujours pas rencontré cette partie de votre corps, je dirais cette partie de vous qui a mal. Ce comportement ne sert pas à grand-chose sauf à soulever une colère contre vous-même.

Il n'y a pas que la douleur qui soit ressentie dans les mouvements d'ouverture. Il y a la joie, la détente, l'ouverture, la respiration qui se libère, l'énergie vitale qui se remet à circuler. C'est merveilleux !

Voici quelques mouvements d'ouverture. Ces mouvements s'enchaînent de façon à ce que vous vous sentiez équilibré à la fin de la séance. Quand arrêter le mouvement ? Quand vous sentez que c'est assez.

I-1
PREMIER ENCHAÎNEMENT DE MOUVEMENTS D'OUVERTURE :
OUVERTURE DES HANCHES, DES ÉPAULES, DU BAS DU DOS ET DU CRÂNE

I-1.1 Mouvement : hanches

Régions du corps à découvrir : dans ce mouvement, vous aurez besoin de localiser les os de vos fesses (les ischions). Pour vous aider à les découvrir, asseyez-vous par terre et mettez vos mains sous vos fesses ; les os pointus que vous sentez sont les ischions. Étendez-vous au sol tout en gardant la main sur vos ischions ; ainsi ils seront plus faciles à localiser pour y mettre les balles.

Outils : balles de tennis, balles de caoutchouc, petites et grosses balles-mousse.

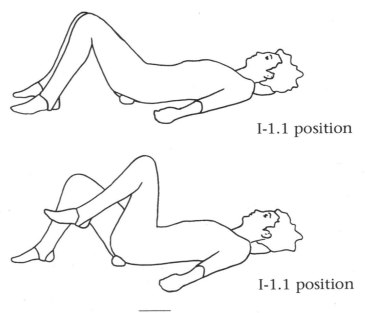

I-1.1 position

I-1.1 position

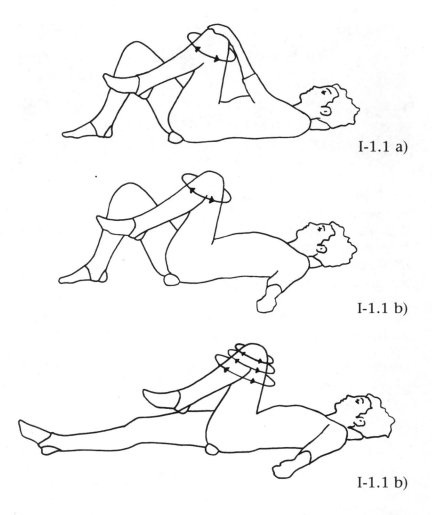

I-1.1 a)

I-1.1 b)

I-1.1 b)

Position : couchez-vous sur le dos, jambes allongées. Prenez conscience de votre corps dans cette position. Sentez les différentes parties de votre corps en contact avec le sol. Sentez comment votre bassin repose sur le sol, votre tête, vos jambes, vos épaules, vos bras ; prenez conscience de votre respiration. Mettez une grosse balle-mousse sous la tête seulement si la position de votre tête au sol est inconfortable ; fléchissez vos jambes et tentez d'aligner vos talons avec les os de vos fesses en gardant vos pieds parallèles. Gardez les genoux écartés à la largeur de votre bassin.

Mettez une balle de tennis sous l'os de votre fesse gauche (si c'est douloureux, essayez d'autres balles : de caoutchouc ou de mousse). Agrippez votre genou gauche avec votre main gauche. Ramenez votre genou gauche vers la poitrine sans tenter de poser la cuisse sur la poitrine. Si cette position crée une tension dans le bas de votre dos, relâchez un peu votre genou avec votre main gauche de façon à rendre votre dos confortable et à éviter de le contracter.

Mouvement :
a) laissez votre jambe fléchie reposer lourdement dans votre main, et de votre main guidez la jambe fléchie dans un mouvement de cercle dans l'espace, dans le sens le plus facile ; imaginez que le mouvement part de la pointe de votre genou. La jambe, du genou au pied, pend. Le pied est détendu. Vous respirez et vous relâchez toutes les autres parties de votre corps : mâchoires, visage, épaules, etc. Respirez à votre rythme.

Attention : ce mouvement peut être exécuté la jambe droite allongée sur le sol. Par contre, si vous sentez que votre dos tire et est tendu par le fait d'allonger la jambe droite sur le sol, gardez-la fléchie et continuez les mouvements de cercle dans le sens le plus facile. Vous pouvez faire des mouvements grands, moyens ou petits tout en traçant des cercles au-dessus de l'articulation de la hanche. Lorsque vous avez terminé le mouvement, enlevez la balle, allongez les jambes sur le sol et observez comment vous percevez vos jambes et vos fesses. Comparez la jambe droite à la gauche, leur position, la sensation de leur poids et la façon dont elles reposent au sol. Jusqu'où ressentez-vous l'effet du mouvement ? Comparez vos deux épaules.

b) Reprenez le même mouvement avec la balle sous l'ischion droit, et la rotation du genou droit sans tenir le genou droit avec la main pour expérimenter le mouvement d'une façon différente.

Effets recherchés : dégagement de l'articulation de la hanche, du bas du dos, des muscles des jambes et des fesses. Irrigation[7] de la région du pubis et de la jambe.

---

7. Irrigation, ici, veut dire augmentation de la circulation sanguine. Cela apporte une sensation de chaleur, peut-être aussi des picotements, signes d'une plus grande circulation sanguine.

I-1.2 Mouvement : épaules

Région du corps à découvrir : vos trapèzes (muscles du haut du dos et de l'arrière du cou qui relient les omoplates à la colonne vertébrale et la base du crâne aux épaules).

Outils : grosse balle-mousse ou balle de tennis, balle de caoutchouc ou petite balle-mousse.

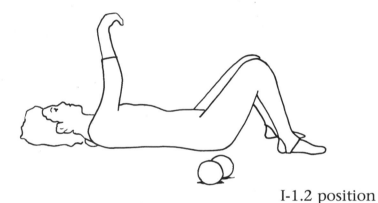

I-1.2 position

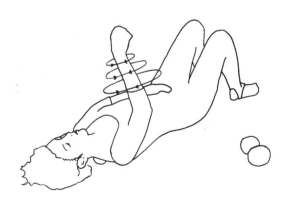

I-1.2 a)

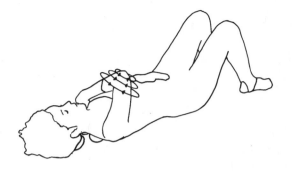

I-1.2 b)

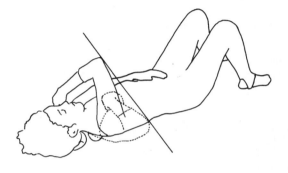

I-1.2 c)

Position : couchez-vous sur le dos et fléchissez les deux jambes. Alignez les talons avec les os des fesses. Mettez une grosse balle-mousse sous la tête si nécessaire. Mettez une balle de tennis sous le trapèze droit. Si c'est doulou-reux, mettez une balle de caoutchouc ou une petite balle-mousse. Amenez le bras droit vers le plafond, laissez votre main pendre au bout de votre bras et laissez votre épaule se relâcher.

Mouvement :
a) remuez le bras dans un mouvement de cercle au-des-sus de l'articulation de l'épaule. Les cercles peuvent être petits, moyens ou grands. Respirez à votre rythme et relâchez toutes les autres parties de votre corps (mâ-choires, visage, bras, bassin), laissez votre corps respirer. Laissez-vous aller dans ce mouvement de cercle. Lorsque vous sentez que c'est assez, vous cessez le mouvement,

vous enlevez la balle et vous déposez le bras au sol. Observez la façon dont l'omoplate, le bras et l'épaule reposent au sol et comparez avec le côté gauche de votre corps. Sentez-vous une différence ?

b) Reprenez le même mouvement (avec la balle sous le trapèze) avec le même côté sauf que l'avant-bras est fléchi, la main repose en direction de la poitrine et les cercles se font avec la pointe du coude dans l'espace.

c) Déplacez le coude à gauche et à droite, dans un axe perpendiculaire à l'axe tête-pieds du corps. Laissez le coude se déplacer sur cette ligne horizontale imaginaire. Le mouvement vient du coude, laissez l'épaule libre et laissez-la être entraînée par le mouvement du coude qui se déplace.

d) Faites les mêmes mouvements de l'autre côté.

Effets recherchés : dégagement de l'articulation de l'épaule, des muscles du cou et des muscles du bras. Dégagement de la respiration. Augmentation de la circulation sanguine dans le cou, le crâne, les bras et la région de la cage thoracique.

I-1.3 Mouvement : hanches et épaules ensemble

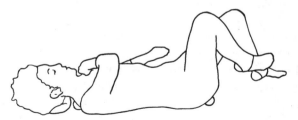

I-1.3 position

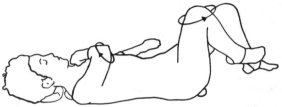

I-1.3 mouvement

Faites les deux premiers mouvements ensemble et amusez-vous à faire les cercles du genou et du coude en sens inverse des cercles du bras.

Effets recherchés : les mêmes que ceux des mouvements 1 et 2. Libération des muscles du dos. De plus, développement de la coordination.

I-1.4 Mouvement : bas du dos et crâne

Outils : deux grosses balles-mousse.

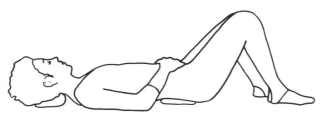

I-1.4 position et mouvement

Position : couchez-vous sur le dos et fléchissez les deux jambes. Mettez une grosse balle-mousse sous le bassin et une autre grosse balle-mousse sous le crâne de façon à ce que vous soyez très confortable.

Mouvement : abandonnez votre bassin sur la grosse balle-mousse. Relâchez les muscles à l'intérieur de vos cuisses. Laissez votre bassin être supporté par cette balle. Même chose pour la tête. Fermez les yeux et reposez-vous dans cette position. Laissez votre visage se détendre et respirez à votre rythme entre les deux grosses balles. Relâchez les muscles à l'intérieur des cuisses, les muscles du sexe et de l'anus. Relâchez les mâchoires, les lèvres et la langue. Laissez-vous aller à la détente. Laissez-vous aller, tout simplement. Laissez votre corps respirer.

Effets recherchés : détente profonde lorsque fait assez longtemps. Préparation au sommeil. Dégagement des muscles du visage. Augmentation de l'irrigation du crâne et du bassin. Détente du dos sur toute sa longueur. Relâchement de la nuque. Préparation à la méditation ou à la visualisation.

Le *deuxième enchaînement* vous entraîne un peu plus en profondeur dans la libération des différentes couches musculaires. Cet enchaînement est constitué d'un seul mouvement.

I-2.1 Mouvement : hanches et épaules

Outils : balles de tennis, grosses et petites balles-mousse.

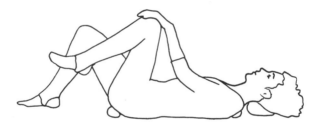

I-2.1 position

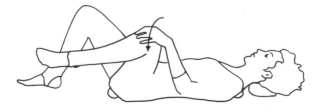

I-2.1 a)

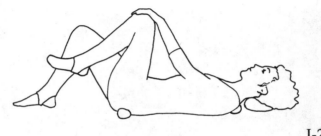

I-2.1 b)

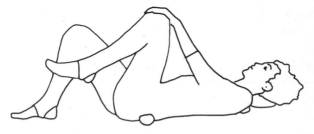

I-2.1 c)

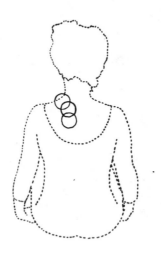

I-2.1 c) (*placement des balles*)

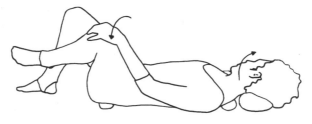

Position : couchez-vous sur le dos et fléchissez les deux jambes. Placez la grosse balle-mousse sous la tête si nécessaire, mettez une balle de tennis sous l'os de la fesse gauche. Mettez une balle de tennis sous le trapèze gauche. Amenez la jambe gauche sur la poitrine et tenez le genou avec la main gauche. Laissez la jambe devenir lourde dans la main. La jambe, du genou au pied, pend. Allongez la jambe droite au sol si possible. Si le bas de votre dos est trop tendu, gardez la jambe droite fléchie.

Mouvement :

a) en expirant, laissez votre main gauche permettre à votre jambe gauche de s'ouvrir vers l'extérieur et se détacher de votre bassin en *maintenant tout le côté droit de votre corps au sol* ; puis ramenez la jambe gauche vers le haut en inspirant. Faites ce mouvement plusieurs fois et gardez tout le reste de votre corps détendu. Attention aux mâchoires ! Ne forcez ni l'expiration ni l'inspiration. Mettez-y le moins d'effort possible.

b) Répétez ce mouvement, mais après avoir déplacé la balle de tennis sous l'ischion vers le côté externe de la fesse gauche. Poursuivez le mouvement : à l'expiration, ouvrez la jambe gauche vers l'extérieur, en la laissant lourde dans la main qui la soutient puis à l'inspiration, ramenez-la à la verticale et en même temps que vous faites ce mouvement, laissez la tête rouler vers la droite ; les yeux sont ouverts et suivent le mouvement de la tête. Ramenez la tête dans son axe lorsque vous ramenez la jambe dans son axe.

c) Même mouvement que b), mais lorsque vous déplacez la balle de tennis sous le bord externe de la fesse, abaissez légèrement et progressivement l'autre balle qui est sous le trapèze.

d) Même mouvement de la jambe, en laissant rouler la tête du côté opposé en même temps que vous ouvrez la jambe vers l'extérieur.

e) Enlevez les balles, allongez les jambes au sol et laissez tout le côté gauche reposer au sol. Comparez le côté gauche au droit.

f) Refaites le même enchaînement pour le côté droit.

Effets recherchés : assouplissement des hanches, des jambes et des épaules. Irrigation des couches profondes du bassin, du cou et du crâne.

Si, après cet enchaînement, le bas de votre dos est encore arqué, terminez l'enchaînement par le 4e mouvement du 1er enchaînement.

I-3.1 Mouvement : dos, colonne vertébrale, épaules et hanches

Outils : bâton-mousse, grosse balle-mousse, petites balles-mousse au besoin.

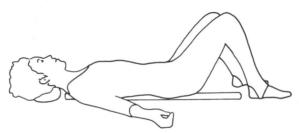

I-3.1 position

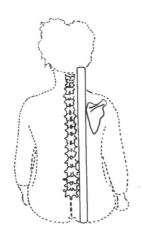

I-3.1 (*placement du bâton*)

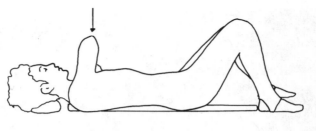

I-3.1 a)

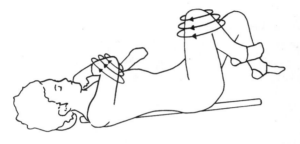

I-3.1 b)

Position : couchez-vous sur le dos et fléchissez les jambes. Placez le bâton-mousse à droite de votre colonne vertébrale (entre l'omoplate et la colonne vertébrale). Un bout du bâton doit dépasser légèrement le haut de l'épaule et l'autre, l'os de la fesse. Alignez le talon du pied droit avec le bâton. Mettez une grosse balle-mousse sous le crâne si nécessaire. Tout le côté droit de votre corps est soulevé par sa position sur le bâton et le côté gauche repose au sol. Si cette position est douloureuse, enlevez le bâton et ne faites le mouvement qu'avec la gaine de caoutchouc-mousse qui enveloppe le bâton.

Mouvement : pendant quelques secondes, respirez dans cette position. Laissez les muscles de votre dos s'adapter au bâton et respirez profondément, sans toutefois forcer votre respiration.

a) Soulevez lentement le bras droit vers le plafond et fléchissez l'avant-bras. Le coude est pointé vers le plafond, l'avant-bras pend vers la cage thoracique. Relâchez l'épaule droite vers le sol. Laissez le bâton se faire une place entre votre omoplate droite et la colonne vertébrale. Respirez.

b) Amenez maintenant la jambe droite fléchie vers la poitrine, tout en restant confortable. Respirez et commencez à dessiner des cercles dans l'espace avec le genou droit et le coude droit. Prenez votre temps, et si un de vos membres se fatigue, posez-le sur le sol pendant quelques secondes, puis recommencez.

Lorsque vous avez terminé, posez sur le sol votre pied droit ainsi que votre bras droit et enlevez le bâton. Allongez tout votre corps au sol et comparez le côté droit au côté gauche. Respirez, et comparez votre façon de respirer du côté droit par rapport au côté gauche. Savourez les sensations de bien-être.

Effets recherchés : assouplissement et allongement de tous les muscles du dos. Dégagement des muscles de la respiration thoracique et pelvienne. Assouplissement des hanches, des épaules et du bassin.

I- 3.2 Mouvement : dos, colonne vertébrale

Outils : pour ce mouvement, il est sage de vous munir de petites balles-mousse en plus du bâton-mousse.

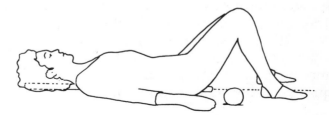

I-3.2 position

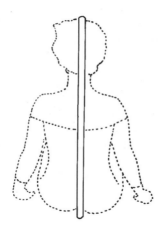

I-3.2 (*placement du bâton*)

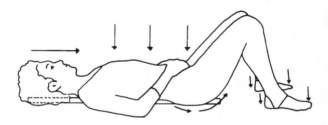

I-3.2 mouvement

Position : couchez-vous sur le dos et fléchissez vos jambes. Mettez le bâton-mousse directement sous la colonne vertébrale et sous la tête. S'il y a douleur (car certaines vertèbres peuvent être sensibles), attendez quelques secondes. Si la douleur persiste, mettez au choix les petites balles-mousse entre le bâton et les vertèbres sensibles (mettez-en autant que nécessaire) ou n'utilisez que l'enveloppe du bâton.

Mouvement : laissez votre corps se détendre dans cette position. Laissez les deux côtés de votre corps se détendre et pendre vers le sol. Relâchez les fesses et l'anus. Relâchez le visage, les mâchoires, les lèvres et les yeux. Observez quelles sont les régions de la colonne vertébrale qui sont en contact avec le bâton et quelles sont les régions qui ne le sont pas. En poussant de vos pieds sur le sol et en expirant doucement, amenez tranquillement toute votre colonne vertébrale en contact avec le bâton, en basculant le pubis vers le nombril et le menton vers la poitrine ; relâchez sur l'inspiration. Recommencez quand vous expirez ; faites ce mouvement à quelques reprises et relâchez. Lorsque vous avez terminé, enlevez le bâton en roulant sur le côté. Il est normal que vous sentiez de la douleur lorsque vous enlevez le bâton. Reposez-vous au sol et allongez vos jambes. Observez votre respiration, laissez les sensations circuler et reposez-vous quelques minutes avant de vous lever.

Effets recherchés : augmentation de l'énergie de tout le corps. Assouplissement de la colonne vertébrale et des muscles du dos. Irrigation de la colonne vertébrale et du corps en entier.

Après ce dernier enchaînement, comment respirez-vous ? Jusqu'où va votre respiration ? La sentez-vous plus globale, plus entière ?

I-4
QUATRIÈME ENCHAÎNEMENT DE MOUVEMENTS D'OUVERTURE :
OUVERTURE DES GENOUX, DES CHEVILLES, DU BASSIN, DES MÂCHOIRES ET DU COU

I-4.1 Mouvement : genou, cheville, mâchoires et ventre

Outils : 2 grosses balles-mousse.

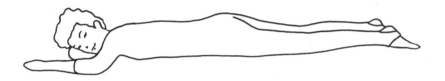

I-4.1 position

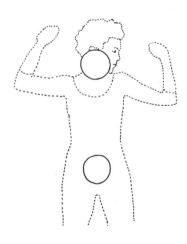

I-4.1 (*placement des balles*)

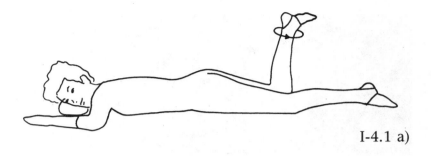

I-4.1 a)

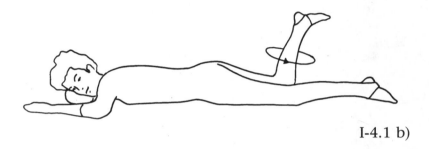

I-4.1 b)

Position : couchez-vous sur le ventre, tournez la tête et déposez la joue droite sur une grosse balle-mousse (la balle-mousse devrait recouvrir aussi l'articulation de la mâchoire ; si la position de votre tête est inconfortable, utilisez une petite balle-mousse). Installez vos bras de façon à être confortable. Mettez une grosse balle-mousse sous le ventre (dans l'espace entre le nombril et le pubis). Cette position devrait enlever la cambrure du bas du dos. Si la cambrure est accentuée par cette position, remontez la grosse balle et mettez-la sous le nombril. Prenez le temps de rendre cette position confortable.

Mouvement :
a) fléchissez la jambe droite en pliant le genou. Avec le pied, dessinez un cercle dans le sens le plus facile. Attention : la jambe, du genou à la cheville, ne bouge pas, mais le pied entraîne la cheville dans un mouvement circulaire. Respirez à votre rythme.

b) Lorsque vous avez terminé, reposez la jambe au sol puis fléchissez-la de nouveau et, maintenant, faites des cercles avec la jambe (du genou au pied), toujours dans le sens le plus facile. Laissez votre jambe lourde dans le mouvement de cercle. Respirez à votre rythme. Abandonnez-vous dans le mouvement. Lorsque vous avez terminé, roulez doucement sur le côté pour revenir sur le dos. Restez complètement allongé au sol. Comparez tout le côté droit de votre corps au côté gauche. Vous pouvez vous lever et marcher. Observez comment vous marchez du côté droit par rapport au côté gauche. Comment percevez-vous le genou droit, la cheville, le pied et le cou ?

Maintenant, réinstallez-vous sur le ventre pour travailler l'autre côté, en posant la joue gauche sur la balle-mousse.

Effets recherchés : assouplissement des genoux et des chevilles. Augmentation de l'élasticité des muscles des jambes. Dégagement des muscles du cou et de la mâchoire.

I-4.2 Mouvement : cou

Outil : grosse balle-mousse.

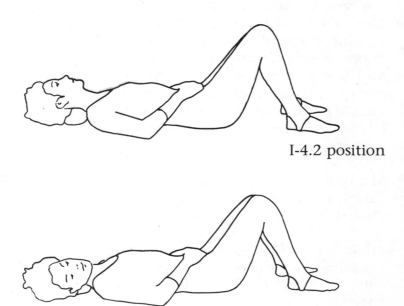

I-4.2 position

I-4.2 mouvement

Position : couchez-vous sur le dos et placez la grosse balle-mousse sous la tête de façon que celle-ci soit légèrement basculée vers l'arrière, sans que cette position de la tête provoque une tension dans la nuque.

Mouvement : fermez les yeux et laissez la tête rouler à gauche et à droite. Laissez-la pendre légèrement à gauche et à droite. Respirez à votre rythme. Faites le mouvement très lentement, comme si vous étiez au ralenti. Relâchez les mâchoires, les joues, les yeux et la langue. Abandonnez-vous dans ce mouvement et, si votre tête a envie de rester à droite, laissez-la se reposer à droite, et ainsi pour le côté gauche, s'il y a lieu. Laissez-vous aller à flotter, à rêvasser.

Effets recherchés : augmentation de l'élasticité des muscles du visage. Repos des yeux. Dégagement des tensions de la nuque. Irrigation de tout le cou et du crâne. Soulagement des maux de tête et de la migraine, car le mouvement détend les muscles du crâne. Dégagement de la respiration. Incitation au sommeil. Repos du corps en entier.

II LES MOUVEMENTS D'ÉTIREMENT

Après avoir créé l'ouverture musculaire, c'est-à-dire aidé les muscles à retrouver leur fonction, vous pouvez maintenant passer aux mouvements d'étirement qui serviront à réaligner le corps dans ses axes et à défaire les rotations internes des membres. Ces mouvements peuvent être expérimentés par presque tout le monde, à condition que la musculature ait commencé à être dégagée par les mouvements d'ouverture. Seules les personnes souffrant d'arthrite et dont les articulations sont en période d'inflammation, c'est-à-dire que le tissu conjonctif est enflammé, l'articulation gonflée, rouge et chaude, doivent éviter ces mouvements ; ces personnes peuvent consulter un thérapeute qui sait manipuler le tissu conjonctif. Par contre, les mouvements d'étirement pourront être utilisés par ces personnes pour les régions non enflammées.

Dans les étirements en antigymnastique, nous utilisons un *point fixe*. Le point fixe est un point d'ancrage du corps au sol. Cet ancrage est souvent une articulation précise ou une région du corps que vous gardez le plus possible *immobile*, au sol ou sur l'instrument que vous utilisez dans votre étirement (balle de tennis, bâton, etc.). Ce point fixe est très important car sans cet ancrage, l'étirement ne se fait pas réellement. Nous utilisons aussi le *point mobile* ; en bougeant ce point, on crée l'étirement. Pour comprendre l'étirement en antigymnastique, il faut se rappeler que tous les muscles du corps sont attachés ensemble comme une chaîne, et pour étirer cette chaîne, il faut maintenir une extrémité en position fixe (le point fixe) et faire bouger l'autre extrémité (le point mobile) en l'éloignant du point fixe et en alignant les articulations situées entre le point fixe et le point mobile. Ainsi tous les muscles situés entre ces deux points sont étirés.

L'étirement idéal se présente ainsi : en même temps que vous éloignez le point mobile du point fixe, vous alignez les os sur un axe imaginaire qui passe entre ces deux points.

Prenons l'exemple de la jambe. Vous êtes couché au sol et vous fléchissez les deux jambes ; vous amenez la jambe droite sur la poitrine et vous la dépliez en poussant le talon vers le plafond. Ainsi vous commencez à étirer votre jambe et, en plus, si vous voulez travailler de façon idéale, vous regardez votre jambe se déplier et :

– vous alignez le talon (point mobile) avec l'os de votre fesse (point fixe) et mettez votre pied sur un plan horizontal ;

– vous alignez le genou avec votre hanche et le deuxième orteil de votre pied ;

– vous essayez d'aligner toutes les articulations ainsi que vos points fixe et mobile.

Aligner réellement toutes les articulations est souvent très difficile ; il vaut mieux essayer de visualiser cette ligne imaginaire lorsque vous faites votre étirement. Essayez surtout de procéder à l'alignement dans votre imagination, le corps suivra avec le temps.

Attention ! En antigymnastique, un étirement demande un certain effort de concentration : il faut être à la fois conscient de sa respiration et des autres régions du corps pour ne pas les tendre. L'étirement ne se fait pas à n'importe quel prix, vous n'êtes pas dans une classe de ballet ou de gymnastique classique. Il vous faut être à l'écoute de toutes les autres régions de votre corps. Il vous faut aussi respecter les muscles antagonistes des muscles que l'on étire. Si vous reprenez l'exemple de l'étirement de la jambe, lorsque vous l'allongez en poussant votre talon vers le plafond, vous étirez tous les muscles de l'arrière de votre jambe et les muscles du devant réagissent ; c'est normal, car ils vont chercher à se contracter encore plus pour permettre à ceux de l'arrière de s'allonger. Qu'arrive-t-il lorsque les muscles du devant de votre cuisse sont déjà contractés et qu'ils sont figés comme dans un bloc ? Les muscles de l'arrière ne peuvent pas s'allonger, même d'un demi-centimètre ; vous allez immédiatement expérimenter la sensation d'être pris « comme dans un bloc ». C'est un signe que les muscles du devant de votre corps ont besoin d'être dégagés avant d'être étirés. Revenez alors aux mouvements d'ouverture qui libéreront les muscles de la cuisse, car si vous voulez coûte que coûte étirer quand même votre jambe, vous risquez d'entendre votre genou crier des crics, cracs et crocs. Traitez vos genoux avec douceur et ne forcez pas l'étirement si vos muscles n'y sont pas prêts.

Tout comme dans les mouvements d'ouverture, vous retrouverez ici des enchaînements de mouvements ; ces enchaînements peuvent meubler une séance d'antigymnastique de quarante-cinq minutes à une heure selon votre rythme. Vous retrouverez au début, et parfois à la fin de ces enchaînements, des mouvements d'ouverture que vous avez déjà expérimentés ; ces mouvements servent à préparer la région en y amenant une prise de conscience de votre part. N'ayez pas peur de répéter ces mouvements car en antigymnastique un mouvement n'est jamais vécu de la même façon.

II-1
PREMIER ENCHAÎNEMENT
DE MOUVEMENTS D'ÉTIREMENT :
ÉTIREMENT DES CUISSES, DES BRAS
ET DES ÉPAULES

II-1.1 Mouvement : dos, colonne vertébrale, épaules et hanches

Voir le mouvement I-3.1

II-1.2 Mouvement : dos, cuisses

Outils : bâton-mousse, grosse balle-mousse.

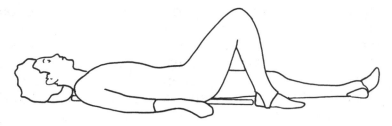

II-1.2 position

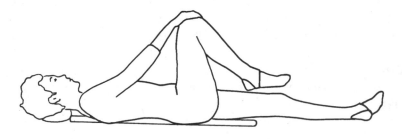

II-1.2 a) inspiration

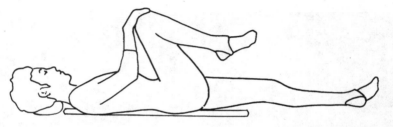

II-1.2 a) expiration

Position : couchez-vous sur le dos et placez le bâton à côté de la colonne vertébrale à droite ; le bâton dépasse légèrement l'épaule et l'os de la fesse, et passe entre l'omoplate et la colonne vertébrale. Fléchissez les deux jambes, alignez le talon du pied droit avec le bâton. Si vous le pouvez, allongez la jambe gauche et observez si le bas de votre dos est confortable ; s'il ne l'est pas, fléchissez-la à nouveau et maintenez-la fléchie tout au long du mouvement. Placez la grosse balle-mousse sous la tête.

Mouvement :
a) amenez la jambe droite vers vous et tenez le genou droit avec la main droite. Inspirez profondément et, en expirant, laissez votre main et votre bras tirer le genou (point mobile) vers vous ; tout le côté droit du tronc (point fixe) entre encore plus en contact avec le bâton. Relâchez à l'inspiration ; répétez le mouvement et plus vous faites le mouvement à l'expiration, plus vous tentez de laisser toute la musculature de votre dos et de votre bassin entrer en contact avec le bâton en amenant le genou vers vous. Attention : ne contractez pas l'épaule droite. Relâchez votre visage et le côté gauche de votre corps. Prenez votre temps et ressentez le mouvement pour mettre le moins d'effort possible dans votre étirement. Lorsque vous sentez que vous en avez assez, cessez le mouvement et déposez le pied au sol, enlevez le bâton et étendez votre jambe droite. Comparez, levez-vous et comparez en marchant.

b) Idem pour l'autre côté.

Effets recherchés : dégagement des psoas (muscles profonds du bassin), allongement et assouplissement des muscles du dos et des cuisses, dégagement des muscles de la respiration.

II-1.3 Mouvement : bras et épaule

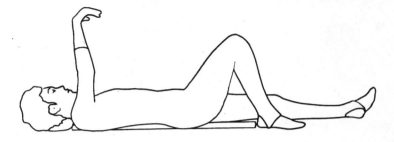

II-1.3 position

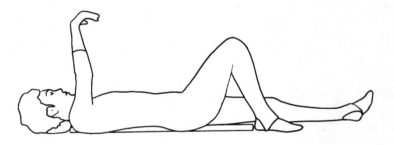

II-1.3 a) inspiration

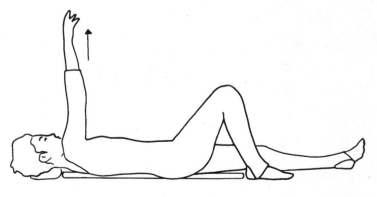

II-1.3 a) expiration

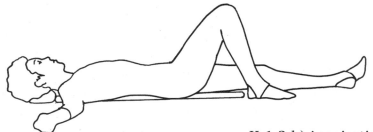

II-1.3 b) inspiration

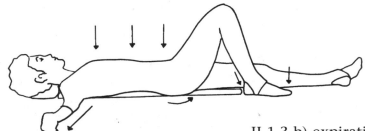

II-1.3 b) expiration

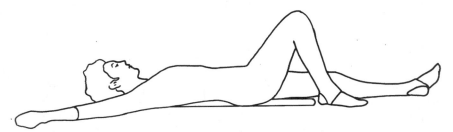

II-1.3 c) inspiration

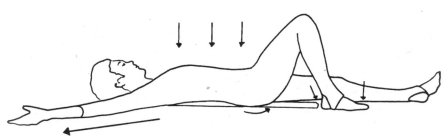

II-1.3 c) expiration

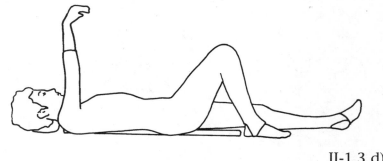

II-1.3 d)

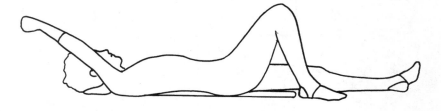

II-1.3 d)

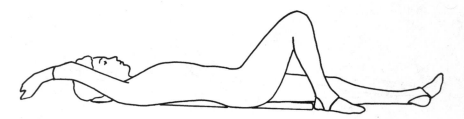

II-1.3 d) inspiration

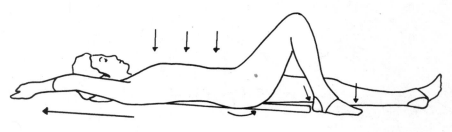

II-1.3 d) expiration

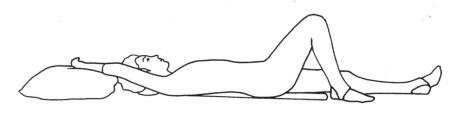

II-1.3 d) inspiration

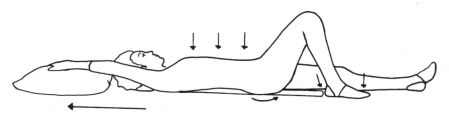

II-1.3 d) expiration

Position : la même que pour le premier mouvement.

Mouvement :
a) montez le bras droit vers le plafond et laissez l'épaule se reposer vers le sol. Laissez le bâton prendre sa place entre l'omoplate et la colonne vertébrale. Respirez. Inspirez et, en expirant, imaginez que quelqu'un tire votre main et votre bras (point mobile) vers le plafond. Laissez la main et le bras être étirés vers le plafond, et maintenez la cage thoracique (point fixe) sur le bâton. Relâchez sur l'inspiration. Recommencez en prenant votre temps ; laissez votre main, puis votre bras, être étirés vers le plafond sur l'expiration. Relâchez sur l'inspiration. Gardez votre visage et votre mâchoire détendus et aussi tout le côté gauche de votre corps.

b) Posez maintenant votre bras au sol et mettez-le à la hauteur de votre épaule, le bras formant un angle de 90° avec votre corps. La paume de votre main est tournée vers le plafond. Inspirez et, en expirant, imaginez encore que quelqu'un tire sur vos doigts et votre main droite (point mobile). Laissez le bras (point mobile) être étiré dans cette position au sol. Maintenez le bras au sol tout en le laissant être étiré. Relâchez sur l'inspiration. Recommencez en expirant, en imaginant que quelqu'un tire sur votre main ; laissez le bras être étiré et laissez l'épaule et l'omoplate se détacher de votre cage thoracique. La cage thoracique (point fixe) est toujours en contact avec le bâton. Toujours en expirant, laissez votre cage thoracique s'affaisser et, en vous aidant de l'appui de votre pied droit au sol, basculez votre bassin de façon à ce que toute la région droite du dos vienne s'accoler au bâton. Tout le côté droit de votre corps (point fixe) s'affaisse sur le bâton en expirant pendant que votre bras (point mobile) est étiré et se détache du tronc. Recommencez ce mouvement plusieurs fois ; prenez votre temps pour ressentir le travail sur l'expiration.

c) Poursuivez en ouvrant l'angle entre le bras et le tronc à 120° et faites le même travail.

d) Remontez maintenant le bras vers le plafond et laissez-le pendre, sans le plier au coude, si possible vers l'arrière près de votre oreille. Si l'épaule est douloureuse, laissez le bras pendre vers l'arrière sur un gros coussin. Inspirez et, en expirant, imaginez que quelqu'un vous tire la main et les doigts vers l'arrière. Laissez le bras être étiré. Relâchez sur l'inspiration. Recommencez doucement. Le bras n'est pas obligé de toucher le sol. Expirez profondément et, pour cette étape, assurez-vous que vous affaissez votre cage thoracique vers le bas. Lorsque vous avez terminé, enlevez le bâton et reposez tout votre corps au sol. Comparez le côté droit au gauche, la position de vos épaule, omoplate et bras droit au sol. Maintenant levez-vous, marchez et essayez de sentir vos épaules dans l'espace. Allez voir dans un miroir et comparez la hauteur de votre épaule gauche par rapport à la droite. (Étonnant, n'est-ce pas ?) Appréciez le résultat.

e) Reprenez du début pour étirer le bras gauche.

Effets recherchés : allongement de la chaîne musculaire postérieure, disparition des rotations internes de l'épaule et allongement du bras.

II-2
DEUXIÈME ENCHAÎNEMENT DE MOUVEMENTS D'ÉTIREMENT :
ÉTIREMENT DES JAMBES

II-2.1 Mouvement : jambes

Outils : bâton, grosse balle-mousse, balle de tennis.

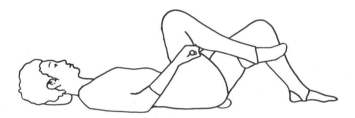

II-2.1 position

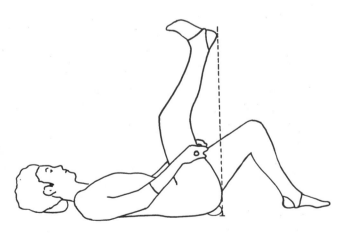

II-2.1 position

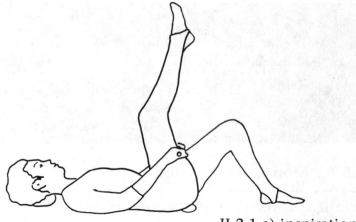

II-2.1 a) inspiration

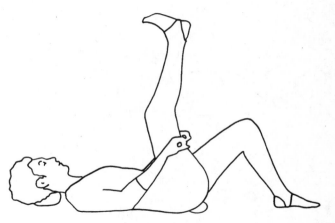

II-2.1 a) expiration

Position : couchez-vous sur le dos, une balle-mousse sous la tête et les deux jambes fléchies. Amenez la jambe droite vers vous et mettez le bâton à l'arrière de votre cuisse ; tenez-le avec les deux mains de façon à ce que la jambe droite demeure sur la poitrine, avec souplesse, sans coincer l'articulation de la hanche. Mettez une balle de tennis sous l'os de la fesse droite.

Mouvement : point fixe : dos, bassin et os des fesses. Point mobile : talon.

a) Dépliez la jambe vers le plafond jusqu'à sentir une résistance ; vous gardez la jambe ainsi et, à l'inspiration, vous pointez les orteils vers le plafond alors qu'à l'expiration, vous pointez le talon ; à l'inspiration, les orteils, à l'expiration, le talon, et vous recommencez plusieurs fois. Respirez ; relâchez toutes les autres parties de votre corps. Lorsque vous avez terminé, enlevez le bâton, allongez les jambes et comparez.

b) Dépliez à nouveau la jambe vers le plafond en pointant le talon (le talon reste à la verticale de l'ischion droit) ; dépliez la jambe jusqu'à sentir une résistance. Gardez votre jambe ainsi, inspirez et, à l'expiration, dépliez la jambe un peu plus tout en maintenant votre dos et votre bassin au sol, et votre fesse sur la balle. Relâchez et laissez la jambe revenir à la position de départ ; inspirez, et à l'expiration recommencez en essayant d'aller un peu plus loin. Vous dépliez la jambe jusqu'à rencontrer une résistance, vous inspirez et à la prochaine expiration, vous dépliez encore un peu plus la jambe.

Plus vous faites le mouvement, plus vous essayez d'aligner le talon avec l'os de votre fesse, le genou avec le deuxième orteil de votre pied et avec l'articulation de la hanche. Il est très important que vous gardiez le dos, les épaules, les mâchoires, la langue et le visage détendus. Prenez votre temps et tentez d'amoindrir les résistances que vous sentez. Allez-y doucement. Expirez en profondeur en affaissant la cage thoracique, l'abdomen et le ventre. Lorsque vous sentez que c'est assez, vous arrêtez le mouvement, enlevez le bâton, allongez les jambes et comparez le côté droit du corps au côté gauche.

Attention aux jambes qui sont en hyper-extension ! Qu'est-ce qu'une jambe en hyper-extension ? C'est une jambe dont le genou est figé vers l'arrière, c'est-à-dire que pour donner une extension à la jambe, la personne utilise inconsciemment son genou au lieu d'employer les muscles extenseurs de la jambe. Si vous avez les jambes en hyper-extension (le genou barré), vous n'aurez pas de difficulté dans les mouvements d'étirement des jambes, car vous allez utiliser l'hyper-extension de votre genou, ce qui est à éviter. Le défi pour vous sera d'étirer vos jambes en utilisant les muscles de l'arrière de vos jambes et non pas vos genoux. Je vous recommande de fixer votre attention sur les points fixe et mobile, ainsi vous éviterez de créer l'extension de la jambe par le genou au détriment des muscles qui devraient le faire.

Effets recherchés : souplesse et allongement des jambes et de la chaîne musculaire postérieure ; position « debout » plus facile, souplesse des chevilles.

II-2.2 Mouvement : devant des cuisses et cou

Outils : grosse balle-mousse ou coussin, petite balle-mousse.

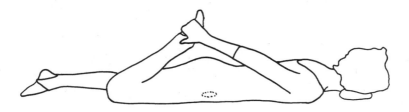

II-2.2 position

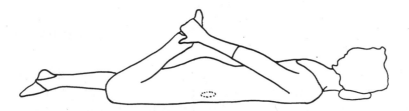

II-2.2 inspiration

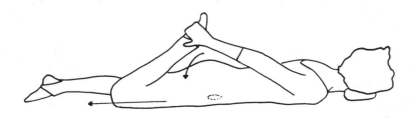

II-2.2 expiration

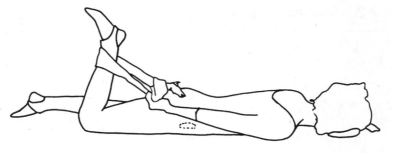

II-2.2 inspiration

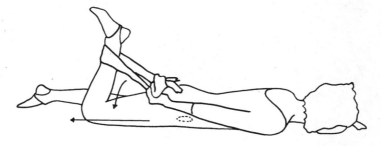

II-2.2 expiration

Position : couché sur le ventre, joue droite sur une balle-mousse ou un petit coussin. Petite ou grosse balle-mousse sous le ventre, selon la cambrure du dos, pour permettre à celui-ci d'être confortable tout en évitant de trop creuser le bas du dos. L'os du pubis devrait être en contact avec le sol.

Mouvement : point fixe : devant de cuisse au sol. Point mobile : bassin.

Fléchissez la jambe et, avec la main droite, allez chercher le pied droit. Attention : s'il vous est impossible d'aller chercher votre pied droit avec votre main, utilisez un foulard reliant le pied droit à la main droite. Mettez un oreiller s'il le faut sous le ventre pour éviter toute compensation du bas du dos (creux du dos trop arqué). En maintenant cette position, relâchez l'épaule, le bras et la main qui tient le pied, alignez le genou et la cuisse dans l'axe de l'articulation de la hanche et respirez. Il est normal que vous sentiez beaucoup d'étirement sur le devant de la cuisse. Essayez de vous détendre tout en maintenant la position, et respirez. Gardez cette position quelques minutes et lorsque vous sentez que les muscles du devant de la cuisse prennent leur place dans l'étirement, inspirez et, à l'expiration, allez porter encore plus l'os de votre pubis au sol sans contracter les muscles de la fesse ; cela nécessite un léger basculement du bassin. À l'inspiration, relâchez, et recommencez à l'expiration. Puis cessez le mouvement, enlevez les balles-mousse et restez étendu sur le ventre ; comparez tout le côté droit par rapport au côté gauche. Puis revenez sur le dos et, encore une fois, comparez le côté droit et le côté gauche. Levez-vous et marchez ; observez comment vous marchez à droite ; notez votre port de tête.

Effets recherchés : irrigation des organes internes du petit bassin, élongation des jambes, souplesse du bassin, port aisé de la tête, position « debout » plus aisée, dégagement des muscles du cou et ouverture des épaules, dégagement des mâchoires.

II-2.3 Mouvement : bascule du bassin, dos

Voir le mouvement I-1.4

TROISIÈME ENCHAÎNEMENT DE MOUVEMENTS D'ÉTIREMENT :
ÉTIREMENT DU PLI DE L'AINE (HANCHES) ET DES BRAS (ÉPAULES)

II-3.1 Mouvement : dos, bassin.

Outil : aucun.

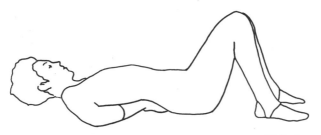

II-3.1 position

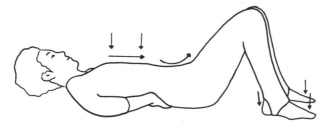

II-3.1 a) expiration

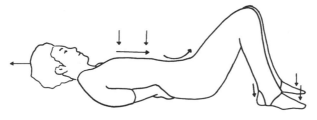

II-3.1 b) expiration

Position : couché sur le dos, jambes fléchies, talons alignés avec les os des fesses. Observez la position de votre dos au sol, et l'espace entre le creux du dos et le sol. Glissez votre main droite ou gauche sous le creux du bas du dos.

Mouvement : point fixe : pieds et jambes. Point mobile : bassin.

a) Par une légère pression des pieds sur le sol et en expirant, allez porter le bas du dos en contact avec votre main ou avec le sol ; étirez la colonne vertébrale. Relâchez à l'inspiration. Recommencez à l'expiration ; sentez que tout en écrasant le bas de votre dos au sol, l'os de votre pubis monte légèrement vers le plafond et votre bassin bascule. Répétez le mouvement plusieurs fois sans faire d'effort.

b) Répétez le même mouvement et ajoutez l'étirement de la colonne cervicale en pointant le menton légèrement vers le sternum à l'expiration, les yeux regardant en direction des genoux. Relâchez les mâchoires et la langue.

Effets recherchés : allongement de la chaîne musculaire postérieure, du crâne au coccyx, dégagement des psoas, sentiment de calme et de paix (si le mouvement est fait en profondeur).

II-3.2 Mouvement : hanches et épaules

Voir le mouvement I-2.1

II-3.3 Mouvement : pli de l'aine

Outil : balle-mousse.

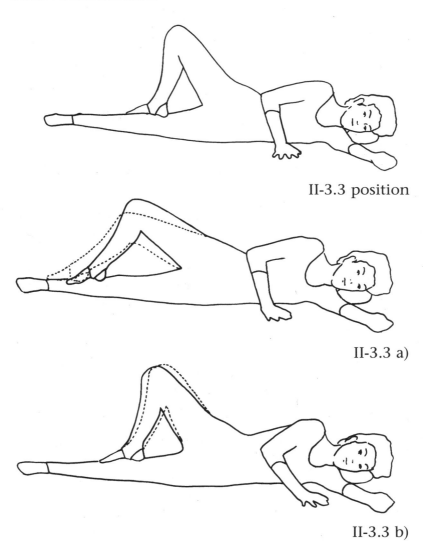

II-3.3 position

II-3.3 a)

II-3.3 b)

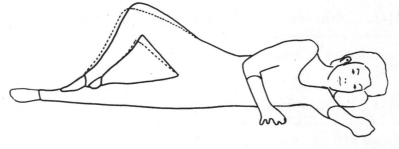

Position : couché sur le côté gauche, vous avez la tête qui repose sur la balle-mousse et vos jambes sont dans l'alignement du corps ; la main droite, paume au sol près de la cage thoracique, est en avant de vous pour vous tenir. Le bras gauche, à 90° du tronc, est allongé devant vous sur le sol. Fléchissez la jambe droite, allez déposer le pied droit sur l'intérieur de votre genou gauche ; le pied est aligné dans le sens de la jambe gauche. Le genou droit pointe vers le plafond. Si votre jambe droite s'ouvre difficilement vers le plafond, ne forcez pas. Évitez d'ouvrir votre jambe en creusant votre dos.

Mouvement : respirez dans cette position, prenez quelques secondes pour vous habituer et pour prendre conscience de votre dos. Relâchez les mâchoires.

a) Glissez le pied droit sur l'intérieur de votre jambe gauche jusqu'à votre cheville et, en mettant une légère pression avec le talon de votre pied droit, massez l'intérieur de votre jambe gauche. Respirez et gardez vos épaules et mâchoires détendues.

b) Point fixe : pied droit (celui sur la jambe gauche) et bassin. Point mobile : jambe fléchie.

Revenez à votre position de départ en a), inspirez et expirez en amenant le genou droit légèrement vers l'arrière. Ouvrez le pli de l'aine. Attention pour ne pas basculer et rouler sur le dos. Relâchez à l'inspiration ; recommencez en expirant ; laissez le pli de l'aine droite s'ouvrir et se déployer sans creuser le dos ; relâchez en inspirant.

c) Point fixe : idem. Point mobile : idem.

Glissez votre pied droit de quelques centimètres vers la cheville gauche et recommencez. Inspirez et expirez en amenant le genou droit vers l'arrière, ainsi vous ouvrez le pli de l'aine à l'expiration. Relâchez à l'inspiration. Recommencez, en glissant le pied droit de quelques centimètres, et ainsi de suite, jusqu'à ce que le talon du pied droit rejoigne la cheville gauche.

Lorsque vous avez terminé le mouvement, reposez-vous au sol et comparez le côté travaillé avec l'autre. Marchez et comparez. Travaillez l'autre côté.

Effets recherchés : dégagement de l'articulation de la hanche, équilibre des muscles adducteurs (côté interne) et abducteurs (côté externe) de la cuisse, allongement de toute la musculature postérieure de la jambe et meilleure circulation sanguine dans la jambe.

II-3.4 Mouvement : bras, épaules

Outil : mince coussin pour la tête.

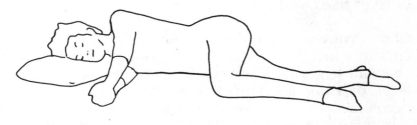

II-3.4 position

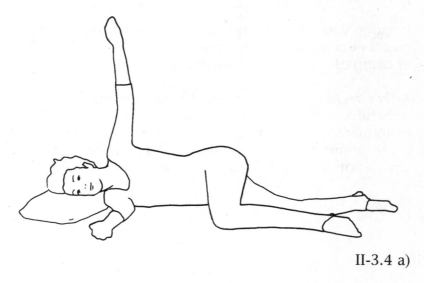

II-3.4 a)

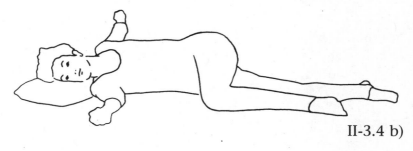

II-3.4 b)

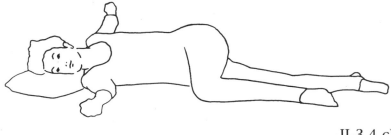

II-3.4 c)

Position : couchez-vous sur le côté droit, le bras droit à angle droit avec votre corps et le bras gauche par-dessus le bras droit. La tête repose sur un mince coussin et la jambe gauche est fléchie en avant de la droite.

Mouvement :
a) inspirez en levant le bras gauche vers le plafond et, à l'expiration, ramenez-le sur le bras droit ; répétez plusieurs fois en laissant le bras gauche lourd. Prenez le temps de sentir votre mouvement. Sentez qu'en ouvrant le bras gauche en inspirant, vous amenez votre respiration jusque dans votre poumon gauche. Relâchez la tête sur le coussin, respirez.

b) Point fixe : votre tronc. Point mobile : votre bras.

En inspirant, amenez votre bras gauche vers le plafond et continuez le mouvement d'ouverture. Expirez et laissez le bras pendre vers l'arrière en imaginant que vous voulez toucher quelqu'un qui serait en arrière de vous. Restez sur le côté droit de votre corps et laissez le bras pendre. Relâchez les mâchoires et laissez la tête pendre sur le coussin. Inspirez en remontant le bras vers le plafond, expirez en le ramenant par-dessus le bras droit. Recommencez ; plus vous faites le mouvement, plus vous laissez le bras pendre vers l'arrière, tout en restant sur le côté droit de votre corps.

c) Point fixe : même qu'en b). Point mobile : même qu'en b).

Laissez le bras pendre en arrière de vous et respirez ; laissez l'étirement agir. Plus vous respirez, plus le bras pend vers l'arrière. Attention : ne forcez pas l'étirement, n'essayez pas de porter le bras au sol. Respectez vos muscles et leur rythme d'élongation. Lorsque vous sentez que c'est assez, vous roulez sur le dos.

Comparez le côté droit au côté gauche. Marchez et comparez. Vous regarder dans le miroir peut être intéressant.

Effets recherchés : irrigation du cou et de la tête ; correction de la rotation interne des bras et des épaules, amélioration de la circulation sanguine et énergétique, dégagement de la cage thoracique ; ouverture des poumons, respiration plus entière.

II-3.5 Mouvement : pli de l'aine

Outil : aucun.

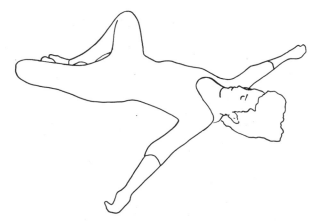

II-3.5 position

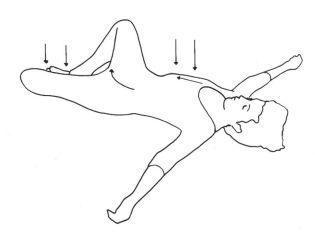

II-3.5 a) expiration

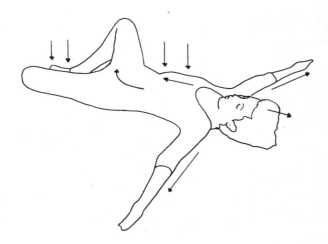

II-3.5 b) expiration

Position : couchez-vous sur le dos, les jambes fléchies. Laissez vos jambes s'ouvrir vers l'extérieur, les plantes des pieds collées ensemble ; les jambes sont ouvertes et sont tombantes. Les bras sont en croix, les paumes des mains tournées vers le plafond.

Mouvement : point fixe : pieds et jambes. Point mobile : bassin.

Respirez dans cette position ; laissez vos jambes s'ouvrir, laissez les plis de l'aine s'ouvrir, laissez les muscles à l'intérieur de vos cuisses s'étirer. Relâchez les mâchoires, les lèvres et la langue, et respirez.

a) Inspirez profondément, expirez, et en vous aidant de la poussée du bord externe de vos pieds sur le sol, allez poser le bas de votre dos au sol tout en laissant vos jambes pendre et s'ouvrir. En vous référant au premier mouvement de cet enchaînement, vous allez sentir qu'en basculant ainsi votre bassin, vous faites monter votre pubis légèrement vers le plafond pendant que votre bassin et le bas de votre dos se collent au sol.

b) Reprenez le mouvement de bascule du bassin et, en même temps, imaginez que quelqu'un vous tire par les mains ; laissez vos bras être étirés en les maintenant au sol ; relâchez sur l'inspiration. Reprenez l'étirement lentement, essayez de sentir tous vos muscles travailler. Expirez en profondeur. Lorsque vous en avez assez, vous relâchez. Remontez lentement une jambe après l'autre. Laissez les muscles trembler, le cas échéant. Allongez les jambes, ramenez les bras près du corps et reposez-vous. Laissez l'énergie circuler. Si le bas de votre dos tire, terminez l'enchaînement par le quatrième mouvement du premier enchaînement des mouvements d'ouverture.

Effets recherchés : irrigation du bassin, étirement de la colonne vertébrale et cervicale, circulation de l'énergie sexuelle, augmentation de la libido ; peut amener un sentiment d'unité et de totalité et donner de l'énergie ; excellent antidépresseur.

II-4.1 Mouvement : dos

Outil : aucun.

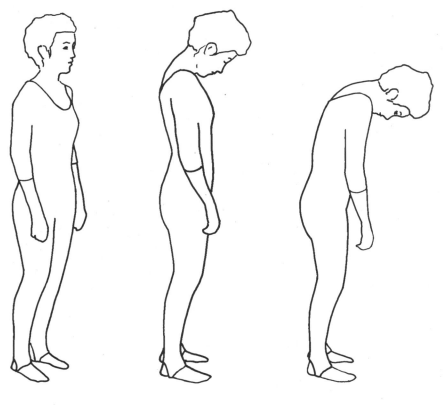

II-4.1 position   II-4.1 a)   II-4.1 b)

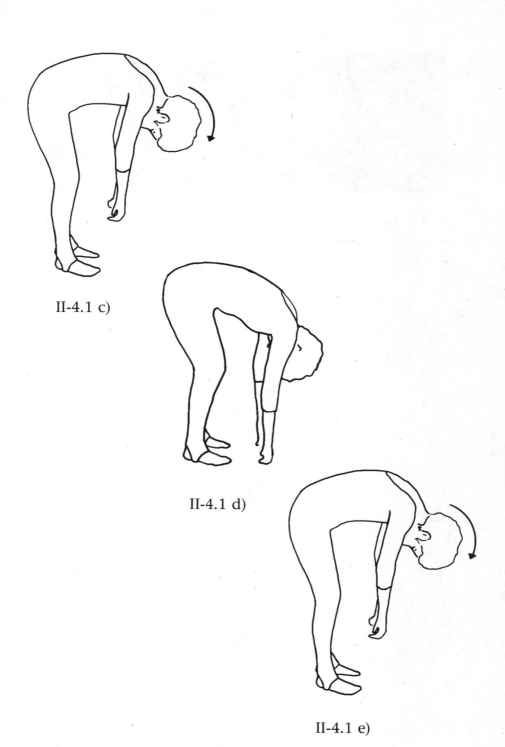

II-4.1 c)

II-4.1 d)

II-4.1 e)

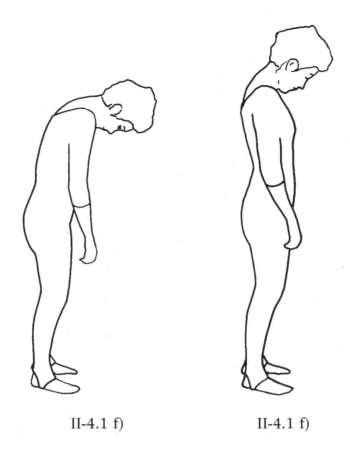

II-4.1 f)   II-4.1 f)

Position : debout, pieds parallèles, talons alignés, jambes écartées à la largeur du bassin ; bien sentir ses pieds en contact avec le sol ; genoux souples.

Mouvement : point fixe : pieds, jambes. Point mobile : tête, épaules, bras, tronc et bassin.

a) Inspirez et, à l'expiration, laissez la tête pendre doucement comme une pomme au bout de sa tige ; respirez.

b) Laissez les épaules et les bras pendre, laissez les épaules s'enrouler sur le haut du tronc.

c) D'expiration en expiration, laissez la tête, par sa lourdeur, attirer les épaules vers le sol ; les bras pendent comme les bras d'une poupée de chiffon. Laissez le dos s'enrouler.

d) Inspirez et, à chaque expiration, descendez de plus en plus bas. Laissez le dos se voûter de plus en plus. Imaginez que vos vertèbres s'enroulent les unes sur les autres. Laissez les jambes vivre leur étirement. Laissez votre dos s'allonger, s'aidant de la force gravitationnelle, jusqu'à ce que vos mains touchent le sol. Laissez la tête pendre. Il est très important de laisser la tête pendre. Laissez les épaules pendre. Laissez les bras pendre, laissez le dos pendre. Lorsque vos doigts touchent le sol, inspirez profondément et expirez. Gardez les yeux ouverts. Inspirez profondément et expirez en profondeur en entrant les muscles du ventre dans la cuvette du bassin. Respirez librement. Prenez votre temps. Observez qu'à chaque respiration, votre dos continue de s'allonger.

Note : il est normal que vous sentiez de la fatigue dans vos jambes ; laissez-les trembler, n'ayez pas peur. Gardez les genoux *souples*. Pour éviter les tremblements, vous allez être porté à bloquer vos genoux en hyper-extension. *À ne pas faire.*

e) Remontez lentement ; imaginez que vous remettez, une après l'autre, une vertèbre sur l'autre. Utilisez l'inspiration pour remonter. Remontez en laissant toujours pendre les parties du corps qui sont encore enroulées. Remontez une section après l'autre : le dos, les épaules, les bras et la tête en dernier, pour éviter les étourdissements une fois que les épaules sont revenues à leur place.

f) Attendez quelques secondes avant de remonter la tête. Les yeux sont toujours ouverts. Lorsque la tête est revenue et que le regard est à l'horizon, secouez vos jambes et marchez.

Effets recherchés : augmentation de l'énergie ; assouplissement du dos, allongement de la chaîne musculaire postérieure et amélioration de la posture « debout ».

II-4.2 Mouvement : cou, dos, travail des abdominaux

Outil : aucun.

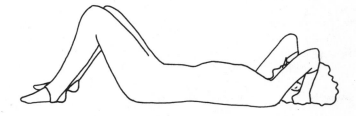

II-4.2 position

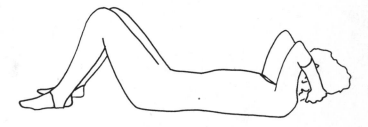

II-4.2 a) expiration

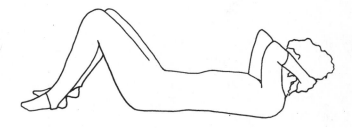

II-4.2 b) expiration

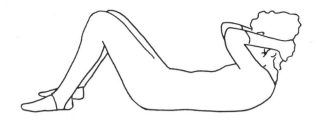

II-4.2 c) expiration

Position : couchez-vous sur le dos, les jambes fléchies, les pieds parallèles ; mettez les mains en coupole sous la tête ; les coudes pointent vers le plafond.

Mouvement :
a) respirez dans cette position, laissez la tête lourde à l'intérieur des mains. Inspirez profondément ; à l'expiration, laissez vos bras et vos mains soulever votre tête pour aller regarder vos jambes. Expirez lentement et en profondeur, rendez votre expiration jusque dans le fond de votre bassin. Les muscles du cou ne doivent pas travailler ; ce sont les abdominaux qui doivent faire l'effort.

b) Revenez au sol en inspirant ; recommencez à l'expiration. Faites-le plusieurs fois lentement. Attention, ce n'est pas de la gymnastique. Faites le mouvement en le ressentant.

c) Au fur et à mesure que vous vivez le mouvement, vous pouvez aller de plus en plus loin. Au début, vous laissez les mains et les bras ne soulever que la tête ; par la suite vous les laissez soulever la tête et les épaules ; et encore plus tard la tête, les épaules et le tronc. En inspirant, revenez à votre position initiale.

Note : si le mouvement est trop exigeant, prenez des temps de repos et recommencez. Lorsque vous cessez le mouvement, laissez l'énergie circuler.

Repos : mettez une grosse balle-mousse sous la tête et reposez-vous, fermez les yeux, laissez vos mâchoires détendues.

Effets recherchés : dégagement des tensions des muscles du cou, tonification des abdominaux par l'allongement du dos.

II-4.3 Mouvement : abdominaux, dos, cou et visage

Outil : aucun.

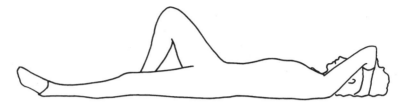

II-4.3 position

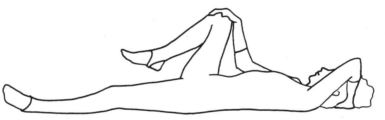

II-4.3 a) inspiration

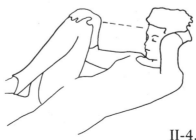

II-4.3 a) expiration

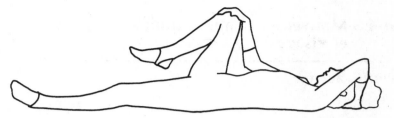

II-4.3 b) inspiration

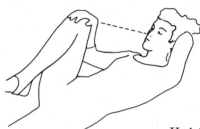

II-4.3 b) expiration

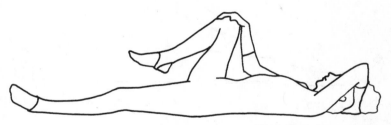

II-4.3 c) inspiration

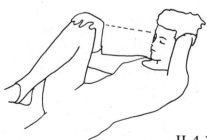

II-4.3 c) expiration

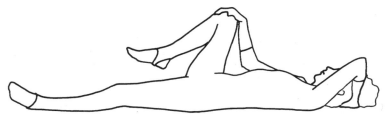

II-4.3 c) inspiration

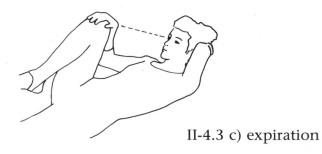

II-4.3 c) expiration

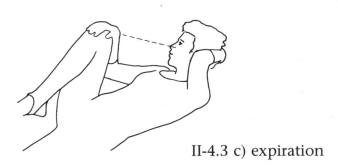

II-4.3 c) expiration

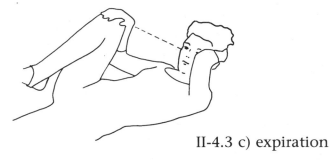

II-4.3 c) expiration

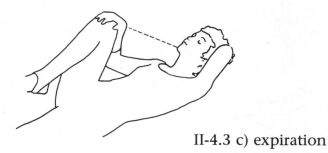

II-4.3 c) expiration

Position : couchez-vous sur le dos, la jambe droite fléchie, la main gauche en coupole sous la tête, le coude
gauche dirigé vers le plafond. Il est très important dans
ce mouvement de laisser le visage, les mâchoires et la
langue détendus.

Mouvement :
a) amenez le genou droit sur la poitrine et tenez-le avec
la main droite. Inspirez profondément et, en expirant,
laissez le bras gauche soulever votre tête en direction du
genou droit. Amenez le genou droit aussi en direction de
la tête.

b) Revenez en position initiale en inspirant (genou droit
dans la main droite et la tête qui repose dans la main
gauche au sol). À l'expiration, recommencez le mouvement, mais cette fois-ci en expirant pointez votre nez en
direction du genou.

c) Revenez à l'inspiration, et en expirant pointez les
sourcils, et par la suite pointez le front, les yeux, le
menton, la joue droite, la joue gauche. Reposez-vous
entre les différentes phases du mouvement si nécessaire ;
prenez votre temps, ce n'est pas une course contre la
montre. Lorsque vous avez terminé, revenez au sol et
allongez le bras droit et la jambe droite ; reposez-vous,
comparez les deux moitiés de votre visage, vos deux
épaules, vos bras et vos jambes. Allez vous voir dans un
miroir. Allongez-vous à nouveau sur le sol et faites le
travail pour l'autre côté du corps.

Effets recherchés : travail des vertèbres cervicales, masque de beauté pour le visage, dégagement des muscles du cou, travail des abdominaux, allongement de la nuque et du dos.

II-4.4 Mouvement : allongement du dos et des jambes

Outils : un mur, une balle-mousse.

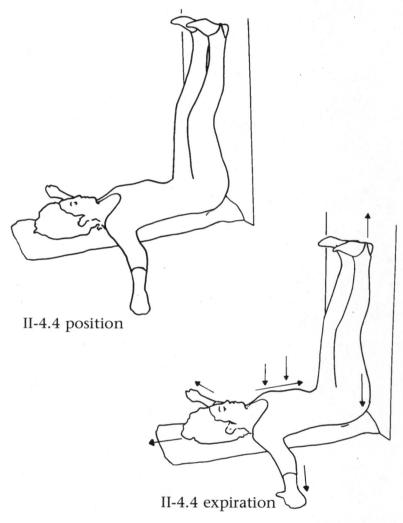

II-4.4 position

II-4.4 expiration

Position : couchez-vous sur le dos, les fesses collées à un mur, les jambes qui reposent à la verticale contre le mur, le dos ancré au sol, une balle-mousse sous la tête, si nécessaire ; les bras en croix, les paumes ouvertes.

Mouvement : regardez vos jambes, écartez-les à la largeur de votre bassin. Inspirez en pointant les orteils vers le plafond, expirez en pointant vos talons vers le plafond. Lorsque vous pointez les talons, imaginez que vos pieds forment un plateau. Dans cet étirement, attention à vos genoux, ne les mettez pas en hyper-extension, et alignez les genoux avec le deuxième orteil de chaque pied. Relâchez et inspirez puis, à la prochaine expiration, recommencez l'étirement. Recommencez quelques fois en vous concentrant sur la respiration et sur l'étirement de vos jambes ; après plusieurs répétitions, étirez aussi les bras et les mains tout en amenant le menton vers la poitrine. Attention : maintenez la tête dans son axe sans rendre le cou rigide ; maintenez les épaules au sol sans rigidité. Tout en étirant vos jambes, vos bras et votre nuque et en collant bien le dos au sol par votre expiration, essayez de garder le reste de votre corps souple.

Note : il est tout à fait normal que, dans cet étirement, vous sentiez un engourdissement dans vos jambes.

Lorsque vous sentez que c'est assez, ramenez les jambes sur la poitrine, maintenez cette position quelques secondes et respirez normalement. Puis roulez sur le côté pour vous mettre debout. Marchez dans la pièce et observez votre grandeur et votre posture debout.

Effets recherchés : station « debout » aisée, amélioration de la circulation sanguine dans les jambes et le cerveau, revitalisation.

Les mouvements d'étirement sont des antidépresseurs car ils stimulent en amenant une circulation énergétique et sanguine au cerveau et rééquilibrent aussi le système neuro-végétatif.

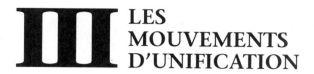

III LES MOUVEMENTS D'UNIFICATION

Les mouvements d'unification sont magnifiques ; tous les aiment car ils sont très harmonieux, gracieux et élégants. Je les nomme mouvements d'unification car ils unissent les différentes parties du corps.

Si vous vous souvenez que le corps est un tout et que chaque partie du corps est enveloppée et est reliée par une enveloppe (le fascia) à toutes les autres parties, vous vivrez cette sensation dans les mouvements « croisés ». Comme ces mouvements sont si unifiants, ils ont un effet psychologique intéressant chez l'individu. Ils harmonisent le conscient et l'inconscient, le rationnel et l'intuition, les polarités contraires, le yin et le yang. Dans ces mouvements, le corps entraîne la personne à vivre un enchaînement d'une région du corps à une autre. L'individu (individu : « corps organisé, vivant d'une existence propre et qui ne saurait être divisé sans être détruit » *Le Petit Robert*) ne doit pas forcer l'enchaînement ; au contraire, il doit laisser son corps le sentir, le deviner et l'effectuer. Les mouvements d'unification sont une exploration, une recherche, une découverte, une expérience des sens. Comme ces mouvements lient les différentes parties du corps ensemble, il en découle une fluidité corporelle, une grande élégance. À vous de les découvrir !

La plupart de ces mouvements ne nécessitent aucun matériel.

III-1 Mouvement : enroulement de côté

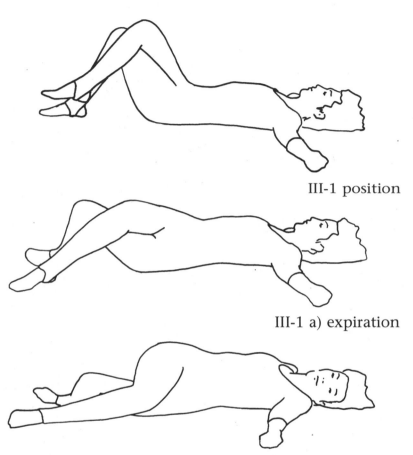

III-1 position

III-1 a) expiration

III-1 b) expiration et inspiration

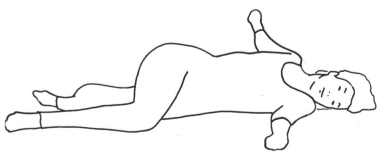

III-1 b) expiration et inspiration

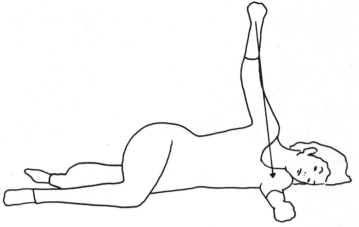

III-1 b) inspiration et expiration

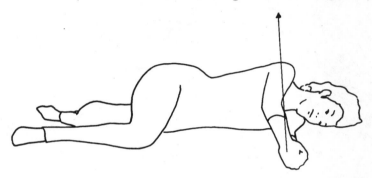

III-1 b) expiration

Position : couchez-vous sur le dos, les jambes fléchies, la jambe droite complètement croisée sur la jambe gauche, cuisse sur cuisse ; les bras sont en croix à la hauteur des épaules, les mains sont ouvertes.

Mouvement
a) vérifiez bien votre alignement ; inspirez, expirez lentement en laissant vos jambes et votre bassin rouler sur le côté gauche de votre corps. Laissez le reste de votre corps recevoir le mouvement de vos jambes et de votre bassin. Inspirez et remontez les jambes, jambes et bassin revenant à la position de départ.

b) Recommencez ; expirez et laissez vos jambes rouler sur le côté gauche et laissez votre bassin suivre ; inspirez en laissant votre tronc suivre, puis votre tête, ensuite votre épaule, et expirez en laissant votre bras droit s'élever vers le plafond et se refermer sur le bras gauche.

c) Même mouvement que b) et a) à l'inverse : inspirez en remontant le bras droit vers le plafond ; la tête roule aussi pour amener le visage à regarder le plafond ; le tronc revient et, en expirant, vous laissez le bras droit revenir dans sa position au sol ; le tronc revient à la position de repos et la tête dans son axe ; à la prochaine inspiration, les jambes et le bassin reviennent dans la position de départ.

Replacez-vous dans votre axe et recommencez lentement le mouvement. Inspirez et, à l'expiration, laissez les jambes tomber lentement à gauche ; inspirez et laissez le tronc, la tête, l'épaule et le bras rouler sur le côté gauche, etc. Faites-le plusieurs fois du même côté.

Attention : ne devancez pas le mouvement (voir illustration).

Lorsque vous avez terminé un côté, allongez vos jambes sur le sol, sentez la longueur de vos membres du côté droit par rapport à ceux du côté gauche. Mettez-vous debout et marchez. Regardez-vous dans un miroir s'il le faut. Allongez-vous sur le sol et travaillez l'autre côté, jambe gauche croisée sur la jambe droite, cuisse sur cuisse, etc.

Effets recherchés : étirement des chaînes musculaires (postérieure, latérale et antérieure). Unification des différentes parties du corps. Dégagement des articulations des épaules et des hanches. Dégagement des muscles de la respiration.

III-2 Mouvement : le balancier

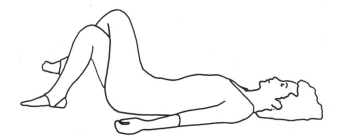

III-2 position

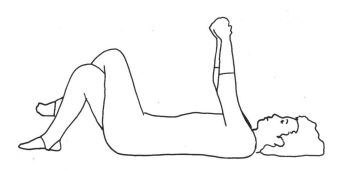

III-2 a)

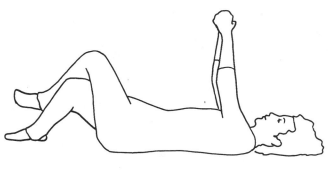

III-2 a)

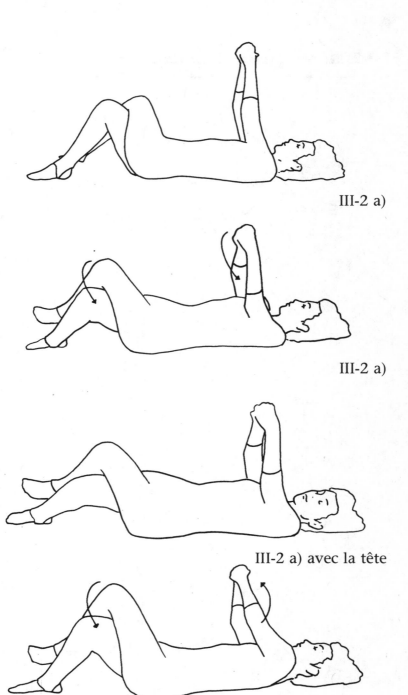

III-2 a)

III-2 a)

III-2 a) avec la tête

III-2 b)

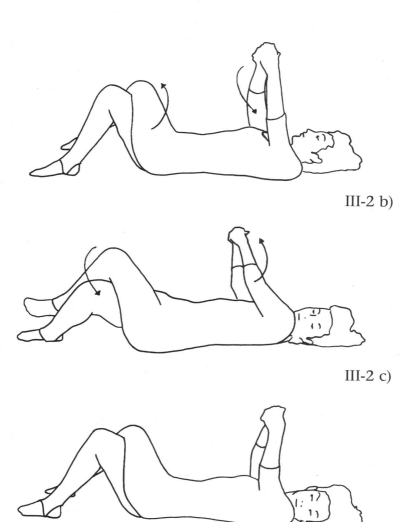

III-2 b)

III-2 c)

III-2 d)

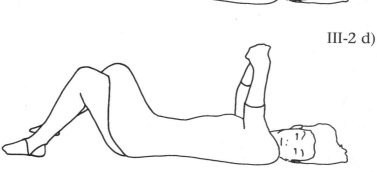

III-2 e) avec les yeux

Position : couchez-vous sur le dos, les genoux fléchis, la jambe gauche croisée sur la droite, cuisse sur cuisse. Le pied droit est en contact avec le sol.

Mouvement :

a) amenez vos bras vers le plafond, joignez les mains, les doigts entrecroisés. Vos bras doivent former les côtés d'un triangle, les épaules la base.

Tranquillement balancez les jambes à droite et à gauche *sans que votre pied droit perde le contact avec le sol.*

Balancez le triangle de vos bras (bras bien droits sur toute leur longueur) lentement dans le même sens que vos jambes. Balancez le triangle de vos bras et laissez la tête suivre le mouvement des bras. Prenez votre temps et respirez à votre rythme. Si vous vous sentez fatigué, cessez le mouvement des bras et des jambes et reposez-vous.

b) Balancez le triangle formé par vos bras dans le sens contraire du mouvement de vos jambes, c'est-à-dire si vos jambes se déplacent vers la droite, déplacez le triangle formé par vos bras vers la gauche en respirant à votre rythme.

Attention : maintenez la plante de votre pied droit au sol.

c) Tout en faisant a) ou b), faites rouler votre tête lentement et suivez le mouvement de vos jambes, c'est-à-dire si vos jambes vont à gauche, la tête roule à gauche et le triangle de vos bras se balance à droite.

d) Inversez c), c'est-à-dire laissez la tête suivre le triangle formé par vos bras. Si vous êtes fatigué, prenez un temps d'arrêt ; si vous voulez aller trop vite, vous risquez de rendre le mouvement mécanique.

e) Reprenez votre position et laissez la tête rouler, en suivant les bras ; laissez vos yeux suivre vos jambes et allez dans le sens inverse des mouvements de la tête et des bras. Prenez votre temps et respirez.

f) Lorsque vous jugez que vous en avez assez, arrêtez et allongez vos bras et vos jambes ; fermez les yeux et observez comment l'énergie circule dans votre corps.

g) Recommencez pour faire l'autre côté en croisant la jambe droite sur la jambe gauche, cuisse sur cuisse, la plante du pied gauche bien en contact avec le sol.

Effets recherchés : coordination motrice, réalignement du corps en entier, développement de l'échange entre les deux hémisphères du cerveau.

III-3 Mouvement : l'étirement à trois relais

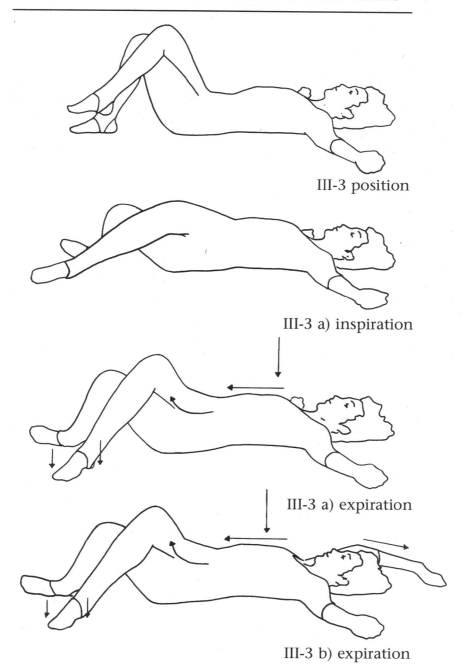

III-3 position

III-3 a) inspiration

III-3 a) expiration

III-3 b) expiration

Position : couchez-vous sur le dos, les jambes fléchies et les bras en croix. Croisez la jambe droite sur la jambe gauche.

Mouvement :
a) laissez tomber les jambes vers la gauche jusqu'à ce que le pied droit entre en contact avec le sol. Prenez appui avec le pied droit sur le sol, inspirez et, à l'expiration, en utilisant l'appui du pied droit au sol, ramenez l'os de votre pubis vers le haut, faites basculer votre bassin, relâchez et recommencez. Ramenez vos jambes à la position de départ.

b) Même qu'en a) et, en laissant vos jambes tomber vers la gauche, montez le bras droit près de votre oreille ; si l'articulation de l'épaule est trop douloureuse, mettez le bras sur un gros oreiller ; inspirez, expirez, basculez votre bassin et laissez votre bras s'étirer vers le mur en arrière de vous. Relâchez pour inspirer. Recommencez en prenant appui avec votre pied droit, basculez le bassin en expirant et étirez le bras droit ; prenez conscience de l'étirement et prenez le temps d'expirer en profondeur, lentement.

Refaites le mouvement plusieurs fois et lorsque vous sentez que vous en avez assez, ramenez les jambes et le bras dans leur position de départ en inspirant.

Effets recherchés : libération du tissu conjonctif de l'abdomen, équilibre du diaphragme et des psoas, en profondeur si l'expiration est profonde ; unification du bassin, du tronc et des épaules, ce qui a pour effet d'amener de la grâce au corps en mouvement.

III-4 Mouvement : l'élastique fascial

Outils : 2 petites balles-mousse.

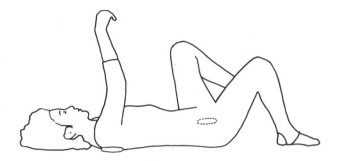

III-4 position

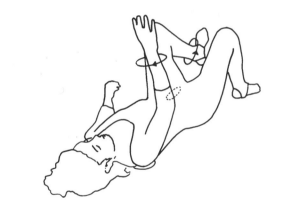

III-4 a)

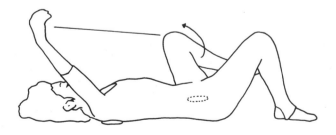

III-4 b) inspiration

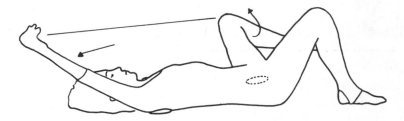

III-4 b) inspiration

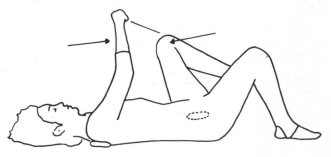

III-4 b) expiration

Position : couchez-vous sur le dos, les jambes fléchies, une petite balle-mousse placée sur le côté externe de la fesse gauche et l'autre sous le côté externe de l'épaule droite. Amenez le genou gauche sur la poitrine et levez le bras droit vers le plafond.

Mouvement :
a) faites un mouvement de cercle avec le pied gauche et le poignet droit dans l'espace.

b) À partir de la même position de départ, imaginez qu'une bande élastique relie le genou gauche au poignet droit ; en inspirant, étirez la bande élastique en diagonale ; en expirant, ramenez les deux articulations l'une vers l'autre. Recommencez l'étirement de l'élastique en éloignant les deux articulations l'une de l'autre à l'inspiration, toujours dans une ligne diagonale, et en les rapprochant à l'expiration.

Lorsque vous sentez une lourdeur dans les membres, reposez-vous et enlevez les deux balles.

Effets recherchés : libération des compensations du tissu conjonctif qui sont établies en diagonale, libération des articulations des hanches et des épaules ; mouvement facile pour les gens atteints d'arthrite.

IV FAIRE DES PIEDS ET DES MAINS... EN SE SERVANT DE SA TÊTE

Les pieds, les mains et le crâne sont des régions de notre corps aussi importantes que les autres. Souvent elles sont négligées car trop éloignées du « centre ». Oui, ces régions sont les extrémités de notre corps, endroits où aboutit l'énergie venant de notre corps pour être dirigée vers l'extérieur : les pieds vers le sol, les mains vers les autres, et le crâne vers le cosmos. Ces régions sont non seulement des émetteurs d'énergie mais aussi des capteurs d'énergie. Les pieds nous enracinent et sont aussi la base de l'édifice qu'est notre corps ; les mains donnent et reçoivent. Notre crâne contient un trésor précieux, le cerveau et les glandes maîtresses qui gèrent notre physiologie physique et émotive : la pituitaire et l'hypothalamus. La boîte crânienne est un sanctuaire où reposent le cerveau et ses glandes, les organes de la vision et de l'ouïe et, non loin, ceux de la parole.

Comment aborder les mouvements de cette section ? Ils peuvent être faits les uns à la suite des autres, comme les enchaînements précédents, sauf pour les mouvements des yeux qui peuvent être pratiqués séparément. Vous pouvez introduire un de ces mouvements dans chacun des enchaînements des mouvements d'ouverture, d'étirement et d'unification ; de préférence, mettez les mouvements des pieds au début d'un enchaînement, les mouvements des mains, au milieu de l'enchaînement, et les mouvements pour le crâne, les yeux et le visage, à la fin des enchaînements.

Mouvements des pieds :

1er mouvement : jeu de pied

Outil : deux balles de tennis ou deux petites balles-mousse.

Position : debout, pieds parallèles, écartés à la largeur du bassin, deux balles de tennis devant vous. Tenez-vous près d'un mur.

Mouvement : vous montez sur les balles et mettez ces balles sous vos talons ; appuyez-vous au mur et reculez en faisant rouler les balles sous la plante des pieds. Les balles vont ainsi passer sous l'articulation du talon, sous l'arche du pied et sous les orteils. Vous reculez et les balles « avancent » sous vos pieds. N'oubliez pas de respirer ! Évitez de trop creuser la nuque et le bas du dos ; et si cela fait mal... criez ! Si cela vous fait rire... riez ! Prenez votre temps et piétinez les balles ; si ce mouvement est douloureux, utilisez les balles-mousse.

Effets recherchés : libération de l'énergie des pieds ; meilleure circulation sanguine ; détente des orteils et de la voûte plantaire ; enracinement du corps au sol.

2e mouvement : jeu d'orteils

Outil : 4 petites balles-mousse.

Position : couchez-vous sur le dos et placez une petite balle-mousse sous la tête ; allongez les jambes et placez une petite balle-mousse sous le creux de chaque genou ainsi qu'une balle-mousse sous le sacrum (os large terminant avec le coccyx la colonne vertébrale). Pointez les talons, les jambes en extension, et orientez les orteils vers le plafond.

Mouvement : faites bouger vos orteils en les fléchissant, puis en les allongeant vers le plafond. Un pied à la fois, puis les deux ensemble, puis alternez.

Effets recherchés : assouplissement des orteils ; circulation sanguine dans les pieds, les genoux et le bassin ; allongement de la chaîne musculaire postérieure des jambes et meilleur étalement (déroulement) du pied dans la marche.

3ᵉ mouvement : les orteils en éventail

Outils : 2 petites balles-mousse, un mur.

Position : assoyez-vous et appuyez votre dos au mur ; mettez une petite balle-mousse sous le creux du genou de la jambe dont le pied travaille.

Mouvement : pointez le talon de façon à mettre la jambe en extension ; les orteils vont vers le plafond. Écartez les orteils dans cette position. Attention ! Je dis bien écartez les orteils et non pas fléchissez-les ou amenez-les vers vous. Éloignez-les les uns des autres. Relâchez et recommencez ; massez-les en les écartant, et recommencez. Faites le mouvement avec l'autre pied aussi, puis les deux ensemble. Ne vous découragez pas ; vous y arriverez à force de les masser et de tenter de les écarter.

Effets recherchés : meilleure station « debout » et meilleur équilibre. Rééquilibrage des muscles abducteurs et adducteurs de la cuisse, c'est-à-dire des muscles externes et internes de la cuisse.

4e mouvement : jeu de levier avec les orteils

Outils : petites balles-mousse, un mur.

Position : assoyez-vous, le dos contre un mur ; fléchissez la jambe droite et mettez la balle-mousse dans le pli du genou droit ; la plante du pied droit est au sol.

Mouvement :
a) soulevez le gros orteil du pied droit du sol et enracinez les quatre autres dans le sol. Reposez le gros orteil et recommencez. Attention ! le genou reste fixe.

b) Ancrez le gros orteil et soulevez les quatre autres. Reposez les quatre orteils et recommencez. Si cela est difficile, aidez-vous de vos mains pour commencer. Attention à votre respiration, à la tension de vos mâchoires et à votre degré de frustration et d'impatience ! Prenez votre temps. Attention ! le genou reste fixe.

c) Allongez votre jambe, enlevez la balle-mousse et comparez vos deux jambes. Levez-vous et comparez la façon dont votre pied droit repose au sol, puis marchez et comparez dans la marche.

d) Travaillez l'autre pied.

Effets recherchés : rééquilibrage de l'arche interne et de l'arche externe du pied, meilleur étalement du pied dans la marche, activation et libération du tissu conjonctif à l'arrière du genou, irrigation du genou.

Mouvements des mains :

1er mouvement : jeu de main

Outil : petite super balle.

Position : main sur une table, l'avant-bras doit être appuyé sur la table, du coude à la main ; la paume de la main est aussi appuyée sur la table.

Mouvement :
a) massez votre main avec une balle dure. Laissez l'avant-bras relâché, massez partout sous la paume de la main et sous les doigts ; relâchez, mettez-vous debout et comparez la longueur de votre bras droit à celle du gauche.

b) Massez l'avant-bras jusqu'au coude tout en gardant la main et les doigts relâchés et parallèles à la table ; massez jusqu'au coude, relâchez et comparez les deux bras et les deux mains.

Effets recherchés : irrigation de la main et du bras, détente des épaules, de la nuque et du cou.

2ᵉ mouvement : jeu de levier avec les doigts

Outil : aucun.

Position : paume d'une main sur une table, coude appuyé confortablement, dos droit. La table doit être à une hauteur qui permette à votre dos d'être droit et à l'avant-bras d'être appuyé sur la table.

Mouvement :
a) tout en gardant le coude, l'avant-bras et la paume de la main sur la table, levez le petit doigt et maintenez les autres doigts en contact avec la table. Prenez garde de ne pas contracter l'épaule et le bras. Respirez et essayez de maintenir l'épaule et le bras détendus.

b) Maintenez bien la main à plat et soulevez un doigt à la fois tout en maintenant les autres en contact avec la table. Reposez les doigts et massez-les, puis recommencez.

c) Maintenez le petit doigt sur la table et soulevez les quatre autres tout en gardant le poignet ainsi que la paume de votre main sur la table.

d) Maintenez le pouce et soulevez les quatre autres.

e) Maintenez le pouce et l'index et soulevez les trois autres.

f) Maintenez le pouce, l'index et le majeur et soulevez les deux autres.

g) Maintenez l'avant-bras et le poignet sur la table et fléchissez la main de façon à amener les doigts à pointer vers le haut. La main forme un angle de 90° avec le poignet. Attention à ne pas contracter l'épaule.

Effets recherchés : libération des articulations de la main, du poignet et des doigts. C'est un exercice excellent pour les pianistes ; il développe la dextérité et relâche les muscles de l'épaule, du bras et du cou.

Mouvements pour le crâne, les yeux et le visage

1er mouvement : massage du crâne

Outil : bâton recouvert de mousse et deux petites balles-mousse.

Position : couchez-vous sur le dos, le bâton-mousse placé sous le crâne perpendiculairement à l'axe tête-pied (à la hauteur des oreilles) ; fermez les yeux. Il faut que la tête et le cou soient confortables dans cette position. Fléchissez les genoux, les pieds reposant sur le sol et aussi sur les deux petites balles-mousse placées sous l'arche des pieds. Relâchez les mâchoires, les joues et la langue ; relâchez les muscles à l'intérieur des jambes, ainsi que les muscles de votre sexe et de votre anus ; respirez par la bouche.

Mouvement :
a) laissez tourner la tête de gauche à droite en respirant ; relâchez le visage, les épaules et la nuque ; faites ce mouvement plusieurs fois. Laissez votre crâne se faire masser par le bâton ; faites ce mouvement à votre rythme, devenez conscient de votre rythme puis ralentissez le mouvement, comme si c'était un film au ralenti.

b) Montez le bâton un peu plus haut sous la tête et laissez encore tourner la tête de gauche à droite, lentement, à votre rythme, et respirez.

c) Déplacez encore le bâton en cherchant à aller masser différentes régions du crâne non massées encore. Attention ! relâchez les mâchoires, les yeux et les joues.

Effets recherchés : libération des os du crâne et des muscles qui s'y attachent ; relâchement des yeux, de la nuque et de la mâchoire ; irrigation du crâne et dégagement de la respiration thoracique, du bassin et du crâne.

2e mouvement : travail des yeux

Outils : bâton recouvert de mousse, petites balles-mousse.

Position : la même que dans le mouvement précédent, sauf que les yeux sont ouverts.

Mouvement : je vous conseille d'aborder ce mouvement par étapes. Vivez une étape à la fois et attendez quelques jours avant d'aborder la suivante. Il se peut que ce mouvement soulève des réactions physiologiques telles que bouffées de chaleur, sensation de froid, tremblements des muscles du visage et maux de cœur ou nausée, car dans les cuirasses des yeux sont logés bien des souvenirs et émotions enfouis depuis la naissance. C'est pourquoi je vous suggère d'aborder ces mouvements avec prudence ; toutefois, la dissolution de cette cuirasse libère de bien des peurs et des sentiments d'oppression. Il s'ensuit un sentiment de liberté et d'ouverture à la vie et au monde extérieur.

a) Tournez la tête vers la gauche, laissez vos yeux regarder dans le sens opposé, soit à droite, et lorsque la tête tourne vers la droite, laissez vos yeux regarder à gauche. Prenez votre temps. Comment respirez-vous ? Qu'arrive-t-il de vos mâchoires ?

b) Enlevez le bâton et maintenez la tête dans son axe sans qu'elle bouge. Observez où se pose votre regard au plafond au-dessus de vous. Laissez maintenant vos yeux aller regarder vers vos pieds sans que la tête bouge ; respirez par la bouche tout en faisant ce mouvement. Ramenez les yeux à la position de départ puis allez regarder en arrière de vous. Revenez à la position de départ et recommencez ; laissez les yeux regarder vers les pieds puis vers l'arrière. Lorsque vous jugez que c'est assez, fermez les yeux et battez des paupières énergiquement. Il se peut que vous sentiez des tiraillements dans la nuque pendant ce travail. Oui, les yeux sont reliés au cou !

c) Le bâton est toujours enlevé. Les yeux fixent un point au plafond au-dessus de vous. Laissez la tête bouger vers le bas puis vers le haut lentement, les yeux fixés au même point. Respirez. Faites ce mouvement plusieurs fois, lentement, puis reposez les yeux et battez des paupières.

d) Faites le même mouvement, mais cette fois-ci en tournant votre tête de gauche à droite. Maintenez votre regard au plafond. Faites ceci pendant quelques minutes, puis reposez-vous en fermant les yeux. Allongez vos jambes, laissez-vous aller à la détente.

Effets recherchés : amélioration de la vue, détente du visage en profondeur, détente de la nuque et par le fait même irrigation du crâne, nettoyage de certains organes internes tels que le foie.

3e mouvement : les masques qui tombent

Outil : grosse balle-mousse.

Position : couchez-vous sur le dos et placez la grosse balle-mousse sous le crâne.

Mouvement :
a) faites des grimaces et tentez de faire bouger tout votre visage : par exemple, commencez par le front, ajoutez les yeux, les joues, les lèvres, le menton, la langue, les narines et même les oreilles. Vous pouvez émettre des sons. Arrêtez quelques secondes puis recommencez.

b) Mêmes grimaces, et pendant ce défoulement, bougez les doigts des mains et des pieds. Faites ceci quelques minutes puis arrêtez tout et ne bougez plus. Reposez-vous et recommencez de plus belle.

Effets recherchés : amélioration de la circulation du corps en entier ; libération du trop-plein d'énergie.

V L'ANTIGYMNASTIQUE ET LE SPORT

Beaucoup des gens qui pratiquent l'antigymnastique s'adonnent aussi au sport ; c'est pour répondre à la demande de beaucoup des participants aux classes d'antigymnastique que j'ai conçu cette section sur les mouvements qui peuvent être effectués avant et après la pratique d'un sport. Beaucoup de mes clients, après avoir vécu les mouvements d'antigymnastique et les avoir introduits dans leur vie de tous les jours, me disent vivre le sport d'une façon différente. Il est vrai que plus un corps retrouve son alignement, moins il a à se battre contre l'attraction terrestre et tous les mouvements qui ne s'éloignent pas trop des axes du corps deviennent moins exigeants. Par contre, malheureusement, *tout* sport contracte la chaîne musculaire postérieure, bloque le diaphragme et rigidifie le bassin. Comment maintenir un équilibre, me direz-vous ? Très difficile, pour ne pas dire impossible. Comme je l'ai déjà expliqué, vous êtes cuirassé premièrement parce que vous marchez sur vos deux pieds au lieu de marcher à quatre pattes ; donc, vous vous débattez contre l'attraction terrestre. Vous êtes cuirassé parce que votre corps a une mémoire ; vous y avez inscrit des paroles, des mots, des émotions, des gestes, etc. Vous êtes cuirassé parce que vous avez peut-être eu à développer une personnalité éloignée de qui vous êtes vraiment, comme un masque qu'on porte, et votre corps exprime cela. Vous êtes cuirassé parce que tout simplement vous êtes un être humain ayant une histoire, et votre corps est ce livre contenant l'histoire, les cuirasses en étant les chapitres. Quand on commence à faire du sport, on ajoute à ces diverses cuirasses une « cuirasse sportive ». Celle-ci peut avoir beaucoup de sources : l'expression d'une compulsion, le besoin de se défouler, la rage de vivre, le désir d'être dur, le goût de se faire mal, la recherche de la santé et de la forme... Certains vont jusqu'à l'épuisement physique pour ne plus penser, tout oublier et faire le vide. Illusion ! car on ne peut oublier ; si on cherche à oublier, c'est qu'il y a des problèmes et des difficultés, et même si on réussit à les mettre de côté quelque temps, bientôt ils reviennent. Ce que je propose aux sportifs compulsifs, c'est la méditation assise dans une chaise droite, la relaxation, et même l'antigymnastique ou toute autre psycho-technique qui permette un état altéré de conscience sans détruire le corps, créant une distance avec les difficultés ou les problèmes et amenant, par l'intermédiaire de l'hémisphère droit du cerveau, des solutions. Il est vrai que dans certains sports aérobiques cet état altéré est créé par la décharge d'endorphines, mais quel prix le corps paie-t-il pour y arriver ? Et surtout quel prix l'individu paie-t-il lorsqu'à cause d'une blessure il ne peut plus pratiquer son sport et que la dépression s'installe ? L'individu se retrouve non seulement avec un sentiment de dépression mais en plus avec un corps blessé.

La cuirasse sportive peut aussi être reliée au désir de suivre la mode sportive. Il y a quelques années, le jogging était à la mode ; bandeaux aux cheveux et uniformes de circonstance, beaucoup d'individus cherchaient à imiter le corps « jogging » ; puis vint la mode du tennis, le modèle fut reporté sur Borg ; puis vint la mode du culturisme, et le corps Fonda et compagnie devint le modèle à imiter ; puis il y eut les arts martiaux, et le corps Karaté Kid devint un autre modèle. Maintenant, le corps cycliste est à la mode, y compris les vêtements cyclistes de toutes les couleurs, et les gens passent d'une « cuirasse sportive » à l'autre, essayant des nouvelles peaux et vérifiant si la dernière correspond bien à l'image à la mode.

Si je suggère de pratiquer chaque jour le sport et la marche, ce n'est pas comme exutoires de compulsions ni comme poursuite d'une mode, mais plutôt comme pratiques agréables et sources de détente. Quand je suggère la marche, il s'agit de la marche sans « échasses », c'est-à-dire avec un soulier plat à semelle souple qui permet à la voûte plantaire de remplir sa fonction et qui libère la cheville ; la marche où les épaules sont dégagées de tout poids. La marche libre, quoi !

Aux gens qui pratiquent déjà l'antigymnastique et qui s'adonnent à un sport par plaisir et non par compulsion, je propose des mouvements qui, je l'espère, aideront à vivre le sport avec plus d'harmonie. Certains mouvements d'étirement et d'ouverture servent à préparer les différentes régions musculaires et articulaires qui sont sollicitées dans tel ou tel sport. Ainsi, vous entreprendrez la pratique du sport avec un corps moins cuirassé et vous pourrez éviter les blessures. Des mouvements d'étirement ou d'unification aideront le corps, après l'exercice du sport, à retrouver l'équilibre par la libération des articulations qui furent forcées pendant l'entraînement. Je vous propose dans cette annexe des regroupements de mouvements que vous retrouverez dans ce livre et qui peuvent faciliter la pratique de différents sports : la natation, le tennis, la course à pied, la bicyclette, le golf, le ski de fond et le ski alpin. Notons qu'il existe beaucoup d'autres mouvements, peut-être plus appropriés que ceux proposés, qui peuvent faciliter la pratique des sports mentionnés plus haut ; mais ces mouvements demandent beaucoup de conscience musculaire et doivent être supervisés par un intervenant. Les sportifs pratiquant déjà l'antigymnastique devraient poursuivre leur recherche à l'intérieur des classes guidées par un intervenant en antigymnastique. Quant aux sportifs n'ayant jamais pratiqué l'antigymnastique, vous serez tenté de prendre ces mouvements comme des exercices mécaniques de réchauffement ; vous risquez alors de passer à côté de l'essence et de la vision globale de cette approche, et surtout à côté de vos cuirasses, de votre structure et de vous-même. Peut-être pourriez-vous diminuer le temps consacré à la pratique de votre sport et y intégrer les mouvements suggérés dans ce livre ou, mieux encore, vous inscrire dans une classe d'antigymnastique.

NATATION

Brasse

Les mouvements *préparatoires* à la brasse ont pour but d'allonger les muscles des jambes et du dos en les étirant.

Voici ces mouvements : II-2.1 (p. 97) et II-4.2 (p. 122)

Les mouvements d'harmonisation qui sont à effectuer *après* la pratique de la brasse ont pour but de dénouer les pieds, d'allonger les muscles à l'intérieur des cuisses et du dos, deux régions qui ont pu être contractées lors des mouvements de jambes répétitifs, et d'étirer la nuque.

Voici ces mouvements : II-3.5 a), b) (p. 113) / II-4.3 a), b), c), d) (p. 125) / I-1.4 (p. 65) et 1er mouvement des pieds (p. 153).

Crawl

Les mouvements *préparatoires* au crawl ont pour but de délier les muscles des bras, les muscles recouvrant la tête de l'épaule, les muscles du cou et ceux de la région entre les deux omoplates.

Voici ces mouvements : I-3.1 a), b) (p. 72) / II-1.3 a), b), c) (p. 90) / II-4.2 a), b), c) (p. 122).

Les mouvements d'harmonisation qui sont à effectuer *après* le crawl ont pour but de délier les pieds, les chevilles, les muscles du dos et du bassin, ceux du devant des cuisses et de la nuque.

Voici ces mouvements : I-3.2 (p. 74) / II-2.2 (p. 101) / I-1.4 (p. 65) et 1er mouvement des pieds (p. 153).

TENNIS

Les mouvements *préparatoires* au tennis ont pour but de dénouer les articulations des chevilles, des genoux, des hanches, du bassin, des épaules, des bras et le dos dans son ensemble.

Voici ces mouvements : I-3.1 a), b) (p. 72) et II-2.1 a), b) (p. 97).

Les mouvements d'harmonisation qui sont à effectuer *après* le jeu ont pour but de délier les pieds, la colonne vertébrale et le dos. Vous trouverez des mouvements d'unification qui permettront au côté droit du corps de retrouver son équilibre par rapport au côté gauche ; ces mouvements dits « d'unification » réunifient le côté plus utilisé par rapport à l'autre et défont les torsions du tronc créées par la pratique de ce sport.

Voici ces mouvements : I-3.2 (p. 74) et III-1 a), b), c) (p. 135) et 1er mouvement des pieds (p. 153).

COURSE À PIED

Les mouvements *préparatoires* à la course à pied ont pour but de libérer les muscles du dos, des pieds et des jambes.

Voici ces mouvements : II-4.1 a), b), c), *d)* important (p. 117) et II-4.4 (p. 130) et 2e et 4e mouvements des pieds (p. 154-156).

Les mouvements d'harmonisation qui sont à effectuer *après* ce sport ont pour but de libérer les muscles du dos, des fesses, le bassin, la région entre les deux omoplates et les épaules ainsi que les muscles avant et arrière des cuisses, et les pieds.

Voici ces mouvements : I-2.1 a), b), c), d) (p. 67) / II-3.1 (p. 105) / II-2.2 (p. 101) / II-4.2 a), b), c) (p. 122).

BICYCLETTE

Les mouvements *préparatoires* à la bicyclette ont pour but d'allonger, en étirant la chaîne musculaire postérieure, les muscles du dos, des bras, des jambes, ainsi que de libérer les chevilles et les pieds.

Voici ces mouvements : I-3.1 a), b) (p. 72) / I-3.2 (p. 74) / II-2.1 (p. 97) / II-2.2 (p. 101) et 1er mouvement des pieds (p. 153).

Les mouvements d'harmonisation qui sont à effectuer *après* ce sport auront pour effet de rééquilibrer la structure en libérant les pieds, le bassin, le dos, les muscles entre les omoplates, les épaules, le cou et les jambes.

Voici ces mouvements : II-1.3 a), b), c) (p. 90) / II-3.1 (p. 105) / II-4.2 a), b), c) (p. 122) / II-2.2 (p. 101) / II-4.1 a), b), c), d) (p. 117) et 4e mouvement des pieds (p. 156).

GOLF

Les mouvements *préparatoires* au golf ont pour but de libérer les muscles superficiels et profonds du dos, du bassin, de la région entre les deux omoplates et des jambes.

Voici ces mouvements : II-4.1 a), b), c), d) (p. 117) / II-1.2 a) (p. 87) / II-3.4 a), b) (p. 110).

Les mouvements d'harmonisation qui sont à effectuer *après* ce sport ont pour but de libérer le bassin, le dos, les hanches, les chevilles et les muscles des cuisses, des genoux et des pieds.

Voici ces mouvements : II-3.1 a), b) (p. 105) / III-1 a), b), c) (p. 135) / III-4. a), b) (p. 147) / I-4.1 a), b) (p. 77).

SKI DE FOND

Les mouvements *préparatoires* à la pratique du ski de fond ont pour but de libérer l'articulation des hanches en dénouant les muscles à l'intérieur des cuisses, d'étirer les muscles à l'arrière des jambes et les muscles du devant des jambes, puis d'allonger toute la chaîne musculaire postérieure, du crâne aux orteils.

Voici ces mouvements : I-2.1 a), b), c), d) (p. 67) / II-2.1 a), b) (p. 97) / II-2.2 (p. 101) / II-4.4 (p. 130).

Les mouvements d'harmonisation à effectuer *après* la pratique du ski de fond ont pour but de libérer les pieds et le bassin de leurs tensions ainsi que les muscles à l'intérieur des cuisses et d'allonger les muscles du cou et du dos.

Voici ces mouvements : II-3.3 a), b) (p. 107) / II-3.4 a), b) (p. 110) / II-4.1 a), b), c), d) (p. 117) et 1er mouvement des pieds (p. 153).

SKI ALPIN

Les mouvements *préparatoires* au ski alpin ont pour but de libérer les genoux, d'allonger les muscles à l'intérieur des cuisses, d'étirer les jambes et de stimuler la colonne vertébrale et les muscles profonds du dos.

Voici ces mouvements : I-3.2 (p. 74) / I-4.1 a), b) (p. 77) / I-2.1 a), b), c), d) (p. 67) / II-2.1 a), b) (p. 97).

Les mouvements d'harmonisation qui sont à effectuer *après* ce sport ont pour but de libérer le tronc de ses torsions, de libérer les genoux et de détendre les ligaments situés à l'arrière du genou, d'allonger les muscles du devant des cuisses et les muscles à l'intérieur des cuisses.

Voici ces mouvements : III-1 a), b), c) (p. 135) / I-4.1 a), b) (p. 77) / II-2.2 (p. 101) / II-3.5 a), b) (p. 113).

CONCLUSION

L'antigymnastique, comme nous l'avons vu, est une façon particulière d'aborder le corps par le mouvement en vue d'un mieux-être et d'un mieux-vivre. Cette approche du corps est à la fois douce et profonde ; elle respecte totalement l'individualité de chaque personne, ce qui fait qu'elle est unique. En antigymnastique, les mouvements sont simples et vous amènent graduellement à une découverte profonde de vous-même, à une prise de conscience de qui vous êtes et à une rencontre intime avec votre corps. Par ces mouvements, vous découvrirez de nouvelles perceptions, vous ressentirez votre corps de façon plus entière, plus unifiée. Vous comprendrez petit à petit que votre corps est un tout où chaque élément fait partie d'une chaîne qui part du petit orteil et finit à la racine des cheveux. Cette sensation d'intégrité vécue dans le corps se propage doucement aussi à votre vie émotive et à votre esprit. Alors que la gymnastique propose une discipline ardue qui débouche sur une harmonie et un équilibre purement formels du mouvement et s'arrête là, l'antigymnastique vise, quant à elle, au-delà de la douceur et de la fluidité du mouvement, qui ne sont que ses outils et ses moyens, l'harmonie profonde, intériorisée, de tout l'être.

Souvent on me demande : « Est-ce que l'antigymnastique c'est bon pour moi ? ». L'antigymnastique, cette rencontre intime avec son corps, est bonne pour tous ; il n'y a personne qui n'ait pas intérêt à se rencontrer. Il n'y a ni de corps trop cuirassé, ni de maladie mentale ou physique qui n'en bénéficierait. Mieux connaître son corps et mieux se connaître s'avère une aventure enrichissante, certes douloureuse, mais amusante aussi ; c'est un réel défi demandant courage, autodiscipline et beaucoup d'amour de soi-même. Cette rencontre intime du corps provoque un meilleur enracinement qui vous ramène dans ce qui est, c'est-à-dire dans votre corps avec ses grandeurs et ses limites, et non pas dans l'illusion, le masque de ce que vous croyez être, de qui vous souhaitez être ou pensez être.

* * *

Pour de plus amples informations sur l'antigymnastique, veuillez contacter :
Centre Nova
4876, rue Saint-Denis
Montréal (Québec)
H2J 2L6
tél. : 282-8879 ou 523-3320

* * *

Où peut-on se procurer le matériel ?

Les balles-mousse, chez Toys-R-US
                    ou Brault & Bouthilier

Le bâton recouvert de mousse est un goujon de bois de 3/4 po ou 5/8 po inséré dans un recouvrement à tuyau de 1/2 po d'épaisseur ; vous pouvez trouver ce matériel dans toutes les quincailleries.

Les balles de tennis doivent être de préférence usagées, sinon elles sont trop dures, ou encore vous pouvez acheter des balles de tennis de moindre qualité.

BIBLIOGRAPHIE

BERTHERAT, Thérèse, *Le corps a ses raisons*, Paris, Seuil, 1976.

CALAIS-GERMAIN, Blandine, *Anatomie pour le mouvement*, Paris, 1985.

CLEMENTE, Carmini, *Anatomy, A Regional Atlas of the Human Body*, Baltimore-Munich, 1981.

FEITIS, Rosemary, *Ida Rolf Talks About Rolfing and Physical Reality*, New York, Harper and Row, 1978.

JOHNSON, Don, *Le rolfing*, Paris, Retz, 1981.

JOHNSON, Don, *The Protein Body*, New York, Harper and Row, 1977.

JUNG, C.G., *L'âme et la vie*, Paris, Buchet/Chastel, 1963.

LEE, Jennette, *This Magic Body*, New York, Viking Press, 1946.

MANN, W. Edward, *Orgone, Reich and Eros*, New York, Simon & Schuster, 1973.

REICH, Wilhelm, *L'analyse caractérielle*, Paris, Petite Bibliothèque Payot, 1971.

ROLF, Ida, *Rolfing*, New York, Harper and Row, 1978.

SOUCHARD, Ph-E. *Méthode Mézières*, Paris, Maloine, 1979.

Marie Lise Labonté est auteure d'un premier livre intitulé *S'auto-guérir, c'est possible*, publié en 1986. Elle y raconte comment, par un cheminement à travers le corps et l'esprit, elle réussit à s'autoguérir d'une maladie, l'arthrite rhumatoïde, que la médecine traditionnelle dit incurable. Marie Lise Labonté a étudié auprès de Mme Thérèse Bertherat à Paris et par la suite, à partir de son expérience d'auto-guérison, a développé sa propre façon de transmettre l'anti-gymnastique, qu'elle en- 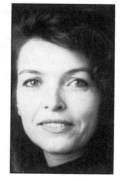 seigne depuis 12 ans.

DÉJÀ PARUS DANS LA COLLECTION SANTÉ

Alternatives

Les Médecines douces au Québec, Monique de Gramont
La Médecine naturopathe, Roger N. Turner
Les Maladies de l'environnement, G.T. Lewith et J.N. Kenyon
Les Guérisseurs, Bruce MacManaway et Johanna Turcan
Mieux connaître l'acupuncture, G.T. Lewith
L'ostéopathie, Leon Chaitow
Homéopathie, Keith Scott et Linda McCourt
Le Corps, le Soi et l'Âme, J.L. Rosenberg
Une autre césarienne? Non merci., Hélène Vadeboncœur

Dictionnaires

Dictionnaire des médicaments de A à Z, Serge Mongeau et
   Marie Claude Roy
Dictionnaire pratique des médecines douces, en collaboration
Dictionnaire des remèdes naturels, Mark Bricklin
Dictionnaire pratique d'automassage, Dr Denis T. Top
Dictionnaire des vitamines, Leonard Mervin
Nouveau dictionnaire des médicaments, Serge Mongeau et
   Marie Claude Roy
Dictionnaire encyclopédique des aliments, Solange Monette

Guides pratiques

Augmentez votre énergie..., Sharon Faelten
Crampes et malaises menstruels, Marcia Storch et
   Carrie Carmichael
Guide pratique d'autoguérison, E.H. Shattock
La Dépression, Caroline Shreeve
Apprendre le massage, Gilles Arbour
Pour arrêter de vieillir, Elsye Birkinshaw
Le Mal de dos démystifié, John Sarno
Revivre enfin!, Louis Proto

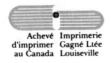

Achevé   Imprimerie
d'imprimer Gagné Ltée
au Canada Louiseville